KB266870

중장년 최고의 재테크, 자전거 라이딩

중장년 최고의 재테크, 자전거 라이딩

100세 건강과 경제적 자유를 만드는 신체 경영 전략

초 판 1쇄 2026년 04월 06일

지은이 김현식
펴낸이 류종렬

펴낸곳 미다스북스
본부장 임종익
홍보국 김가영
편집장 이예나, 안채원, 김은진
디자인 윤영빈, 윤가희, 임인영
책임진행 국소리, 송가희, 김해일, 김경은

등록 2001년 3월 21일 제2001-000040호
주소 서울시 마포구 양화로 133 서교타워 711호, 808호
전화 02) 322-7802~3
팩스 02) 6007-1845
블로그 http://blog.naver.com/midasbooks
전자주소 midasbooks@hanmail.net
페이스북 https://www.facebook.com/midasbooks425
인스타그램 https://www.instagram.com/midasbooks

© 김현식, 미다스북스 2026, *Printed in Korea.*

ISBN 979-11-7355-832-0 03510

값 20,000원

미다스북스는 다음세대에게 필요한 지혜와 교양을 생각합니다.

중장년 최고의 재테크, 자전거 라이딩

김현식 지음

100세 건강과 경제적 자유를 만드는 신체 경영 전략

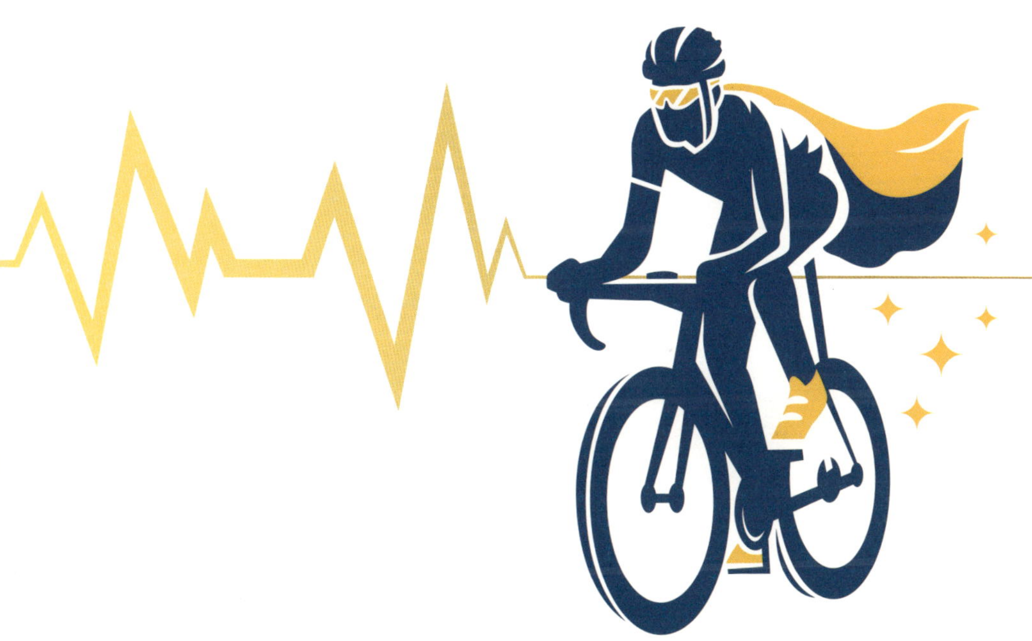

미다스북스

"평생 걷고 싶다면 지금 당장 자전거를 타라."

목차

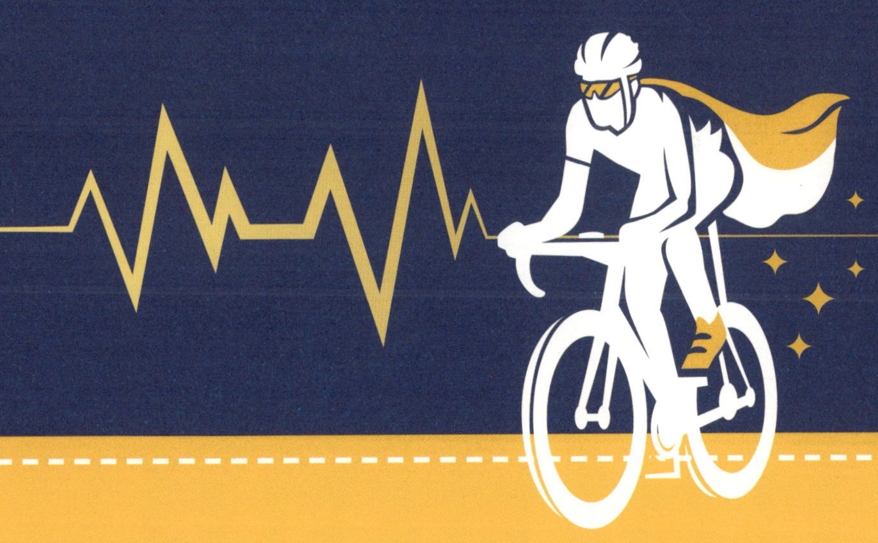

자전거가 중장년
'최고의 재테크'인 이유

100세 시대의 축복과 저주

우리는 인류 역사상 가장 긴 수명을 누리는 '100세 시대'라는 축복을 받았습니다. 평균 수명이 100세에 가까워지면서 우리에게 주어진 시간은 과거 어느 시대보다 압도적으로 길어졌습니다. 이 긴 시간은 전에 없던 '축복'의 기회를 주지만 준비되지 않은 사람에게는 견디기 힘든 '저주'가 될 수 있습니다. 우리는 이 늘어난 시간을 어떻게 맞이해야 할까요?

100세 시대의 가장 고무적인 측면은 바로 '시간의 확장'이 가져다주는 무한한 가능성입니다.

첫째, 재교육과 경력 전환의 완전한 자유가 주어집니다. 50~60대 이후에도 새로운 기술을 습득하고 미뤄두었던 학문에 몰입할 수 있습니다. 완전히 다른 분야로 인생 궤도를 수정할 수 있는 두 번째 청춘의 기회가 열립니다. 축적된 경험 위에 새로운 전문성을 더하여 더욱 입체적이고 역동적인 인생 후반전을 설계할 수 있습니다.

둘째, 사회적 관계의 외연이 넓어지고 깊어지는 확장의 시기가 찾아옵니다. 새로운 직업적 도전과 취미, 봉사활동 과정에서 다양한 이들과 만나며 깊은 유대 관계를 맺을 수 있습니다. 새롭게 구축된 사회적 연결망(Social Network)은 은퇴 후 마주할 수 있는 고립의 벽을 허물고, 삶의 활력을 유지하는 강력한 동력이 됩니다.

셋째, 삶의 지평을 넓히는 '시야와 여유'의 시간이 부여됩니다. 앞만 보고 치열하게 달려오느라 놓쳐왔던 일상의 풍경이 비로소 눈에 들어오기 시작합니다. 그동안 쌓아온 숙련된 감각과 지혜가 어우러져 나만의 독보적인 브랜드가 빛을 발합니다. 타인의 시선이 아닌 나의 가치 철학으로 삶을 주도해 나가는 진정한 성장이 비로소 시작됩니다.

이러하듯이 100세 시대는 우리에게 미처 이루지 못한 꿈을 실현하고 다시금 사회에 기여할 수 있는 연장된 무대를 선물했습니다. 그러나 이 축복에는 냉정한 대가가 따릅니다. 길어진 수명에 걸맞은 삶의 질을 준비하지 못한다면 그 시간은 가혹한 짐이 되어 우리의 등을 휘게 합니다.

먼저, 준비되지 않은 노후는 '경제적 노예화'로 귀결될 수 있습니다. 100세 시대에 걸맞은 '경제적 수명'이 확보되지 못할 경우 평생 생계의 굴레에서 벗어나지 못하게 됩니다. 이는 본인의 삶을 피폐하게 만들 뿐만 아니라, 자식들과 사회에 무거운 짐을 지우는 '빈곤과 불안의 시간'으로 다가옵니다.

상실감에서 비롯된 '고독과 무너진 일상'도 뒤따라옵니다. 한때 나를 증명하고 지탱해주던 사회적 직함과 역할이 사라지면서 깊은 허무가 찾아옵니다. 만약 건강한 신체를 유지하지 못한다면 병마에 갇힌 몸은 활동 반경을 집 안으로 한정시킵니다. 결국에는 세상과 소통하던 연결고리마저 끊어놓습니다.

특히 '유병(有病) 기간'이 길어질 경우, 수십 년간 피땀 흘려 일궈온 은퇴 자산과 연금이 병원비와 요양비용으로 사라지게 됩니다. 건강 문제는 단순히 삶의 질을 떨어뜨리는 것을 넘어 노후 재정을 무너뜨리는 가장 크고 취약한 블랙홀과 같습니다. 질병이 지배하는 노후는 경제적 풍요를 박탈하는 결과를 초래합니다.

결국, 은퇴 후 삶의 질을 결정하는 가장 중요한 척도는 '통장 잔고'가 아니라 '내 몸의 잔고', 즉 건강입니다. 건강을 잃으면 아무리 많은 부를 쌓았더라도 그것을 누릴 기회는 신기루처럼 사라집니다. 돈을 벌기 위해 젊음을 바쳤는데 그 돈을 병원에 바치며 여생을 보내는 비극은 막아야 합니다.

우리가 맞이할 100세 시대의 핵심은 단순히 오래 사는 것이 아닙니다. 건강하고 의미 있게 사는 건강수명, 경제 수명, 관계 수명을 늘리는 것입니다. 이 책은 100세 시대의 3가지 핵심 수명을 늘리기 위한 명쾌하고, 즐거우며, 경제적인 해법을 제시합니다. 그 해법은 값비싼 생명보험이나 복잡한 금융투자전략이 아닙니다. 바로 '자전거'입니다.

의료비 폭탄을 선제적으로 예방하는 '지출 취소' 재테크

많은 중장년은 걷기와 달리기, 등산 등으로 건강을 관리하고 있습니다. 그런데 달리기와 등산은 무릎과 발목 관절에 많은 부담을 줍니다. 달리기는 체중의 4~8배에 달하는 충격이 무릎과 발목 관절에 가해집니다. 등산도 하산할 때 무릎에 가해지는 부담이 체중의 몇 배에 달합니다. 걷기는 관절에 부담을 덜 주지만 심폐기능에는 별다른 도움을 주지 못합니다.

자전거는 안장에 앉아 페달을 밟으므로 체중 부하를 최소화합니다. 무릎과 발목에 가해지는 직접적인 충격이 거의 없습니다. 심폐지구력을 극대화하고 하체 근력을 효과적으로 강화하는 중장년 맞춤형 운동입니다. 자전거는 단순히 기분 전환을 위한 운동이 아닙니다. 노후에 발생할 수천만, 수억 원의 의료비 지출을 '선제적으로 취소'시키는 최고의 재테크 전략입니다.

실제 연구 결과들은 자전거의 의학적, 경제적 가치를 강력하게 뒷받침합니다.

세계보건기구(WHO)와 다수의 예방의학 연구에 따르면, 자전거를 1년 이상 꾸준히 타면 심장병과 제2형 당뇨병, 비만 등 만성질환 발병률이 약 50% 감소하는 것으로 나타났습니다. 고혈압 발생 위험은 약 30%, 치명적인 심혈관 질환 발생 위험은 46%, 이로 인한 사망 위험은 52% 낮아진다는 연구 결과도 있습니다. 1주일에 3시간 이상 자전거를 타는 사람은 그렇지 않은 사람보다 평균 수명이 4~5년 길어진다는 조사결과도 있습니다.

만약 당뇨병 합병증으로 수술 및 입원비용, 약값이 수천만 원에 달한다면 그 돈을 모으기 위해 많은 시간과 노력을 들여야 합니다. 이 책은 미래의 막대한 의료비 지출을 지금의 '건강 이자'와 '통장 잔고'라는 수익으로 전환하는 방법을 알려줍니다.

나의 자산과 건강을 지켜줄 3가지 약속

이 책은 자전거를 통해 노후 재정 안정과 건강이라는 두 마리 토끼를 잡을 수 있도록 다음 3가지 핵심적인 가이드라인을 제시합니다.

첫째, 노후 건강을 담보하는 자전거의 과학적, 의학적 근거를 보여줍니다. 자전거가 왜 중장년의 근육을 강화하고 관절을 지키는 가장 이상적인 운동인지 알려줍니다. 심혈관계 질환과 치매 예방을 위한 견고한 방패인지도 증명합니다. 당뇨병과 비만 등 대사 질환 차단에 구체적으로 어떤 영향을 미치는지 과학적 데이터와 인체 메커니즘을 통해 확인합니다.

둘째, 자전거가 은퇴 후 '최고의 재테크' 수단임을 구체적 숫자로 분석합니다. 주요 만성질환에 따른 평생 의료비 지출 시뮬레이션을 제시하고, 자전거를 통한 구체적인 절감액을 보여줍니다. 병원에 갈 시간을 가치 있게 되돌리는 '시테크(Time-Tech)' 효과, 그리고 '심리적 자본'이 노후 경제에 어떻게 기여하는지도 알려줍니다.

셋째, 중장년 맞춤형의 안전하고 즐거운 라이딩 실전 가이드를 제시합니다. 오랜만에 자전거를 다시 타는 중장년들이 부상 없이 즐겁게 라이딩할 수 있도록 실전 팁을 상세하게 담았습니다. 나에게 맞는 자전거와 장비·용품 선택, 부상 없고 안전한 라이딩 기본자세와 기술, 체력 수준별 맞춤형 3개월 훈련 프로그램 등 실질적인 정보를 제공합니다.

이제 더는 불확실한 노후 건강 문제로 한숨 쉴 필요가 없습니다. 힘차게 페달을 돌리는 순간, 우리 인생은 가장 안전하고 확실한 행복의 궤도에 오를 것입니다. 자, 그럼 의료비 폭탄을 막고 메마른 일상에 새로운 활력과 여유를 가져다줄 가장 즐거운 재테크를 지금 바로 시작하겠습니다.

제1부

인생 2막 신체 경영,
자전거가 만드는 의학적 기적

"자전거를 타는 어른은 늙지 않는다."

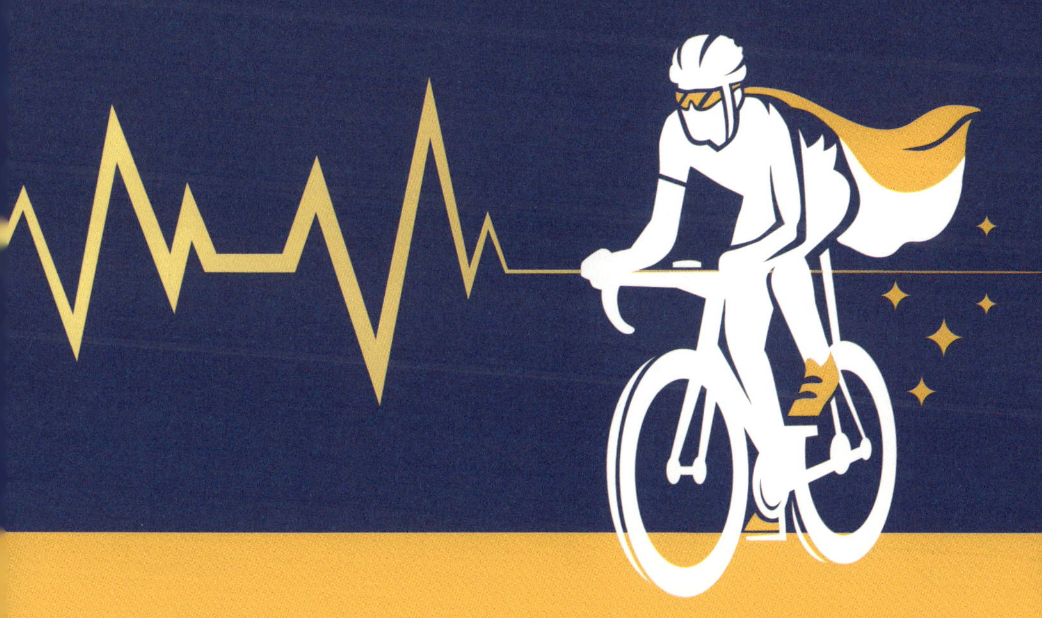

1장

100세 시대의 역설, 왜 아픈 채로 오래 사는가

우리는 인류 역사상 가장 오래 사는 시대를 맞이했습니다. 역설적으로 그 길어진 시간은 거대한 불안의 그림자를 드리우고 있습니다. 통계적 수치인 '기대수명'은 나날이 늘어만 가는데, 아프지 않고 활동하는 '건강수명'과의 간극은 좁혀질 줄 모릅니다. '유병 기간'이라는 이 시간은 단순히 개인의 고통을 넘어 은퇴 후 쌓아온 평생의 자산을 잠식하는 가장 치명적인 변수가 됩니다.

준비되지 않은 장수는 축복이 아니라 재앙이 될 수 있습니다. 노후 재정설계에서 가장 무서운 적은 물가 상승이 아니라 노년기에 터지는 '의료비 폭탄'입니다. 병상에 누워 보내는 유병 기간은 노후 파산의 직접적인 원인이 됩니다. 이는 어떠한 금융 상품으로도 완전히 방어할 수 없습니다. 이제 우리는 노후 자산 관리의 패러다임을 근본적으로 전환해야 합니다.

현금을 쌓아두는 것보다 더 시급한 것은 내 몸을 '수익성 높은 건강 자산'

으로 개조하는 것입니다. 의료비로 지출될 수억 원의 잠재적 비용을 지키는 가장 확실한 재테크는 결국 건강수명과 기대수명을 일치시키는 것입니다. 이 장에서는 대한민국 고령사회의 민낯과 의료비의 위협을 구체적으로 분석합니다. 이를 통해 왜 건강이 노후 재정의 가장 강력한 버팀목이 되는지 그 과학적인 증거를 알아보겠습니다.

장수 국가의
딜레마

대한민국은 인류 역사상 유례없는 '장수 혁명'을 기록하고 있습니다. 불과 반세기 전만 해도 상상하기 힘들었던 '100세 시대'가 이제는 모두가 체감하는 현실로 다가왔습니다. 하지만 우리가 누리는 이 긴 생애가 과연 '축복'인가에 대해서는 통계 이면의 냉정한 분석이 필요합니다.

100세 시대의 명과 암

한국인의 기대수명은 2024년 기준 83.7세입니다. 이는 경제협력개발기구(OECD) 회원국 평균인 81.1세보다 2.6세나 높은 수준입니다. 일본, 스위스 등과 어깨를 나란히 하며 세계 최상위권의 장수국가 반열에 올랐습니다.

더욱 놀라운 점은 그 압도적인 증가 속도에 있습니다. 1970년 당시 62.3세에 불과했던 기대수명은 54년 만에 21.4년이나 늘어났습니다. OECD 국가 중 50여 년이라는 짧은 기간 내에 기대수명이 20년 이상 연장된 국가는 대한민국이 유일합니다.

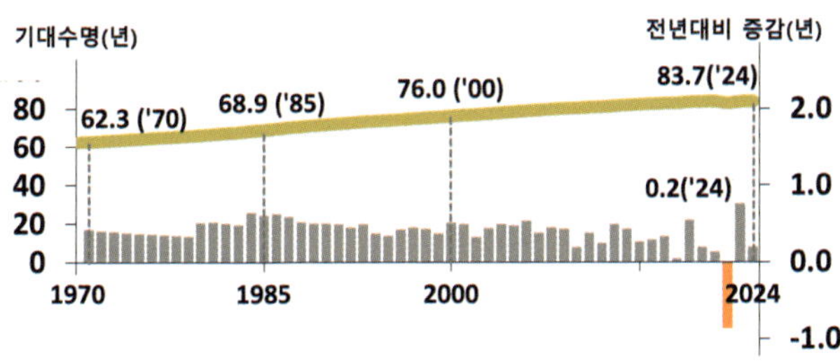

한국인 기대수명 추이

※ 출처 : 국가데이터처, 『2024년 생명표』

대한민국 남성의 기대수명은 80.8년으로 OECD 평균(78.5년) 대비 2.3년 높았고, 여성의 기대수명은 86.6년으로 OECD 평균(83.7년) 대비 2.9년 높았습니다. 여성의 기대수명이 남성보다 5.8년 더 길었습니다.

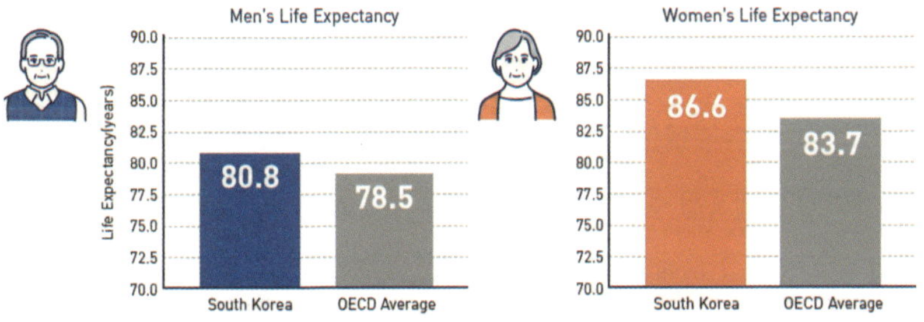

2024년 한국인 남녀 기대수명

※ 출처 : 질병관리청, 『2025 만성질환 현황과 이슈』, (원출처: 국가데이터처, 2024년 생명표)

현재의 추세가 지속된다면 2030년 한국인의 기대수명은 85.2세에 달할 것으로 예측됩니다. 특히 주목해야 할 점은 생존 연령의 상향평준화입니다. 머지않은 미래에 우리 국민 대다수가 90세를 넘어 100세까지 생존하는 초장수 시대에 본격적으로 진입할 전망입니다.

그런데 찬란한 수명 연장의 기록 이면에는 우리가 직면해야 할 무거운 그림자가 드리워져 있습니다. 이제 우리의 당면 과제는 '얼마나 오래 사느냐.'라는 생물학적 연장을 넘어, '어떻게 오래 사느냐.'라는 실존적인 문제로 전환되고 있습니다.

여기서 핵심 지표는 건강수명입니다. 건강수명이란 질병이나 부상으로 고통받지 않고 신체적·정신적으로 건강하게 생활할 수 있는 기간을 말합니다. 전체 기대수명에서 질병이나 사고로 병상에 누워있거나 불편하게 지내는 기간을 뺀 것으로 삶의 질적 수준을 나타내는 핵심 지표입니다.

건강수명과 기대수명 사이의 거대한 간극

대한민국은 유례없는 성장 속도로 '세계 최장수국가' 반열에 올라섰지만, 그 이면에는 냉혹한 통계적 사실이 하나 숨어 있습니다. 바로 기대수명과 건강수명 사이의 거대한 간극입니다.

국가데이터처 『2024년 생명표』 통계에 따르면, 우리나라 국민의 건강수명은 최근 몇 년간 정체되는 양상을 보였습니다. 2016년 64.9세였던 건강수명은 2020년 66.3세로 소폭 상승하는 듯했으나, 2024년에는 65.5세로 다시 낮아졌습니다. 65~66세 사이에서 정체된 것입니다.

2024년 발표된 기대수명이 83.7세임을 고려할 때 우리는 무려 18.2년이라는 생애 공백을 마주하게 됩니다. 100세 시대를 향해 달려가는 지금, 건강하게 활동할 수 있는 나이가 고작 65세 정도라는 것은 충격을 넘어 공포에 가깝습니다. 대다수 국민이 생애 마지막 순간까지 18년이 넘는 세월을 '건강하지 못한 상태'로 보내야 한다는 뜻이기 때문입니다.

주목해야 할 점은 2024년 건강수명 산출 방식의 변화입니다. 국가데이터처는 단순히 질병의 유무만을 따지던 과거의 방식에서 벗어나 '활동 제한 상태'를 더 엄격하게 반영하기 시작했습니다. 질병을 앓더라도 일상생활이 가능하다면 건강하다고 보았던 과거와 달리, 이제는 신체기능의 저하로 인해 일상에 제약을 받는 모든 상태를 수치화한 것입니다.

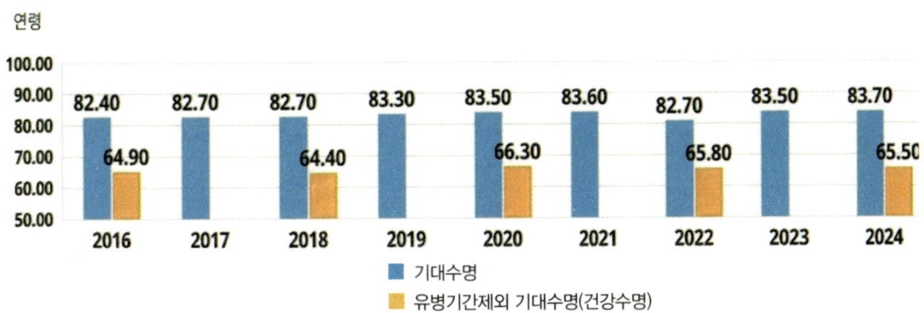

기대수명 및 건강수명 추이(2016~2024년)

※ 출처 : 국가데이터처, 『생명표(제101035호)』

그런데 개인들이 스스로 내린 주관적 건강수명 평가는 평균 73.8세로 나타납니다. 사람들은 "나는 70대 중반까지는 거뜬하다."라고 낙관하지만, 국가가 산출한 데이터는 그보다 8.3년이나 더 빨리 건강의 위기가 찾아온다고 경고합니다. 본인이 느끼는 주관적인 자신감보다 통계적 사실이 훨씬 더 객관적이라는 것을 인정해야만 합니다. 이 책에서는 주관적인 평가가 아닌 객관적 지표인 65.5세를 기준으로 장수 시대를 이야기하고자 합니다.

'유병(有病) 기간' 18.2년, 축복이 아닌 생존의 위기

우리가 주목해야 할 이 18.2년의 공백은 단순히 '나이가 든다.'라는 추상적인 개념이 아닙니다. 이 기간은 건강한 몸으로 여행을 다니거나 취미를 즐길 수 있는 시간이 아닙니다. 각종 만성질환과 퇴행성 질환에 시달리며 보내는 '유병 기간'입니다. 심각한 질병이나 신체기능 저하로 정상적인 일상생활이 어려운 시간이 인생의 1/4 가까이 차지하게 됩니다. 이 18.2년이라는 유병 기간은 신체적 통증과 정신적 우울감으로 삶의 질이 바닥으로 떨어지는 시간입니다. 또한 노후를 위해 준비한 소중한 자산이 치료비와 간병비로 급격하게 소모되는 시기입니다.

결국, 건강수명을 고려하지 않은 장수는 개인에게는 끝없는 고통의 시간입니다. 재정적으로는 노후 기간을 파탄으로 몰아넣는 최악의 위기 상황이 될 수밖에 없습니다. 우리는 이제 '얼마나 오래 살 것인가.'가 아니라, '고통의 18.2년을 어떻게 줄이고 미리 대비할 것인가.'를 심각하게 고민해야 합니다.

유병 기간 18년이
노후 파산 주범이다

국민건강보험공단「생애 의료비 추정을 통한 건강보험 진료비 분석(2026.1)」 보고서에 의하면 2023년 기준 대한민국 국민의 평생 의료비는 1인당 2억 4,656만 원이었습니다. 이는 건강보험이 부담하는 급여비와 본인부담금, 비급여 비용 등을 모두 합산한 것입니다. 평생 의료비 절반 이상이 65세 이후에 집중되는 구조이며, 의료비 지출이 가장 많은 '정점 연령'은 78세였습니다.

기대수명이 늘어나면서 증가하는 의료비 지출은 국가와 개인에게 막대한 재정적 부담을 안겨주고 있습니다. 특히 주목해야 할 변화는 생애 주기별 의료비 지출의 정점 연령이 뒤로 밀려나고 있다는 점입니다. 2004년에 71세였던 정점 연령이 2023년에는 78세로 7년 늦춰졌고 의료비 지출금액도 2.6배 이상 증가했습니다.

또한 기대수명보다 생애 건강보험 진료비 증가폭도 더 높았습니다. 2004년 77.8년이던 기대수명은 2023년에 83.5년으로 5.7년 증가했습니다.

2004년 생애 건강보험 진료비는 4,721만 원[1]에서 2023년 1억 9,722만 원으로 늘어났습니다. 생애 건강보험 진료비 증가율(171%)이 기대수명 증가율(7.3%)보다 더욱 높게 나타났습니다. 기대수명이 5.7년 증가하는 동안 생애 의료비는 약 2.7배나 상승한 것입니다.

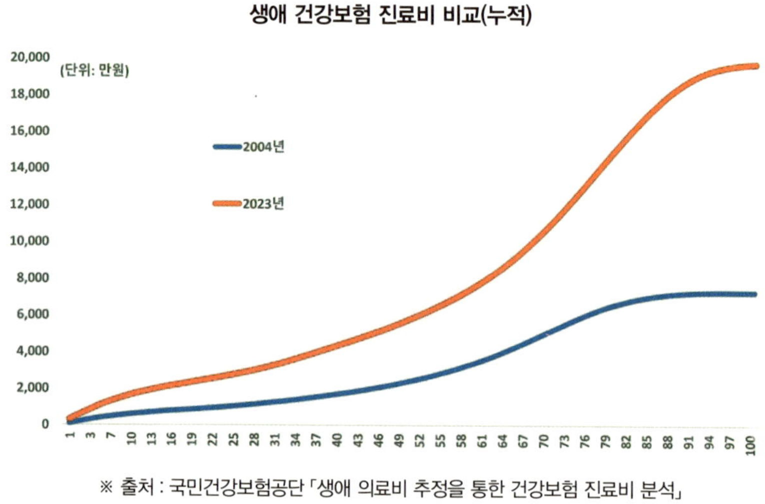

※ 출처 : 국민건강보험공단 「생애 의료비 추정을 통한 건강보험 진료비 분석」

기대수명 증가는 의료비 지출 기간 연장으로 끝나지 않습니다. 고령 인구 비중이 확대되면서 주요 질병 관리 비용, 만성질환 및 생애 말기 의료비가 더 많이 필요해집니다. 이것이 바로 총 생애 의료비가 대폭 증가하는 요인입니다. 특히 생애 의료비의 절반 이상은 65세 이후에 집중적으로 발생합니다. 기대수명 연장으로 이 연령대 인구가 늘어나면서 급격한 의료비

---

1) 2023년 가격으로 환산하면 7,276만 원이다.

팽창 현상이 발생하는 것입니다.

길어진 유병 기간의 파괴력

국민건강보험공단 자료에서 보듯이 고령화 사회로 접어들면서 노년기 의료비 부담은 급격하게 증가하는 추세입니다. 수십 년간 애써 모은 연금과 저축 등이 18년이라는 유병 기간의 병원비와 요양비, 간병비로 속절없이 소진됩니다. 이것이 바로 노후 재정 파탄의 가장 무서운 시나리오입니다. 이는 단순한 돈의 문제가 아니라 삶의 존엄성과도 직결됩니다.

나의 재산이 병마와 싸우는 비용으로 사라진다는 것은 열심히 살아왔던 중장년에게 심리적 좌절감을 안겨줍니다. 고령사회에서 건강을 잃는다는 것은 '경제적 독립성'을 잃는다는 의미와 동의어입니다. 나의 경제적 결정권을 타인(가족이나 요양기관)에게 넘겨줄 수밖에 없는 상황에 직면하는 것입니다.

건강을 잃으면 돈은 손에 쥔 모래 한 줌처럼 소리 없이 빠져나가 사라집니다. 길어진 유병 기간은 어렵게 모은 노후 자산을 다음과 같이 빠르게 갉아먹습니다.

첫째는 천문학적인 의료비 지출입니다. 고혈압, 당뇨병, 고지혈증 등 만성질환은 완치가 어렵고 평생 약물치료와 정기적인 검사가 필요합니다. 이 비용은 꾸준히 누적되어 노후 재정의 상당 부분을 잠식합니다. 심혈관 질환이나 암과 같은 중증 질환이 발생할 경우, 수술과 입원, 재활 치료에 수천만 원의 비용이 발생합니다. 이는 노후 통장 잔고에 치명적인 타격을 주게 됩니다.

둘째는 간병 및 요양비용입니다. 질병이나 신체기능 저하로 인해 혼자 생활하기 어려워지면 장기요양시설에 들어가거나 개인 간병인 고용이 필수적입니다. 현재 요양원이나 요양병원의 월평균 비용은 상당한 수준이며, 10년간 누적될 경우 그 비용은 수억 원대에 달할 수도 있습니다. 본인만이 아니라 자녀들의 경제 활동과 재산에도 큰 부담을 주게 됩니다.

질병관리청의 『2025 만성질환 현황과 이슈』에 따르면, 2024년 기준 비감염성 질환으로 인한 진료비는 90조 원으로 전체 진료비의 80.3%를 차지합니다. 여기에는 심혈관 등 순환계통 질환이 14조 원, 악성신생물(암)이 10조 7천억 원, 당뇨병이 3조 7천억 원 포함되어 있습니다. 유병기간 18년과 함께하는 만성질환이 노후자산을 소모하는 주범인 것입니다.

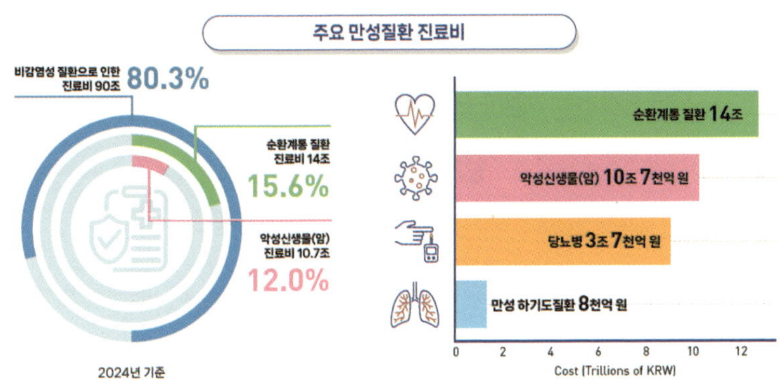

※ 출처 : 질병관리청 『2025 만성질환 현황과 이슈』

결국, 고령사회에서 건강은 은퇴 후 삶을 지탱하는 가장 강력한 경제적 안전망이자, 최고의 경쟁력입니다. 노후 재정의 최고의 방어 전략은 높은 수익률을 기대하는 금융 투자나 부동산 투자가 아닙니다. 건강수명을 늘려 유병 기간을 최소화하는 '예방적 투자'입니다. 18년의 유병 기간을 10년 이상, 또는 거의 전부를 줄일 수 있다면 거액의 잠재적 의료비를 절약하는 동시에 삶의 질을 극대화하는 투자가 됩니다.

잠재된 '의료비 폭탄'의 실체: 만성질환

중장년의 경제적 안정성을 가장 심각하게 위협하는 질병들은 대부분 장기간의 치료와 지속적인 관리가 필요한 만성질환입니다. 만성질환은 은퇴 후 소득이 없는 시기에 통장 잔고를 잠식하는 악성부채와 같습니다. 단 한 번의 중증 질환에 수천만 원을 지출하는 것 외에도, 평생 동안 발생하는 누적 관리 비용은 노후자산 잔고를 크게 소모합니다.

2025년 우리나라 65세 이상 노령인구는 1,051만 명으로 전체 인구의 20.3%를 차지했습니다. 드디어 초고령사회로 진입한 것입니다. 노령인구는 앞으로도 계속 증가하여 2036년에는 30%, 2050년에는 40%를 넘어설 것으로 전망됩니다. 노령인구 증가로 인해 만성질환에 대한 부담은 지속적으로 증가할 것이 예상됩니다.

한국인의 5대 만성질환은 사망 원인 순위와 유병률을 기준으로 암, 심장질환, 뇌혈관 질환, 당뇨병, 고혈압(또는 간 질환/퇴행성 관절염 포함)을 꼽습니다. 60세 이상 10명 중 4명은 2개 이상 만성질환을 복합적으로 갖고 있어 꾸준한 관리와 조기 진단이 중요합니다.

첫째, 현대 의학의 발전에도 불구하고 암은 여전히 사망 원인 1위를 지키고 있습니다. 암은 가계 경제를 송두리째 흔드는 재난적 의료비의 주범이기도 합니다. 발생 부위와 조직학적 특성에 따라 폐암, 위암, 대장암, 유방암, 간암, 전립선암 등 100가지 이상으로 분류됩니다.

둘째, 심장 질환은 발생 기전과 부위에 따라 다양한 형태로 나타납니다. 관상동맥이 좁아지거나 막혀 발생하는 협심증과 심근경색은 급사의 주요 원인이 됩니다. 심장 박동이 불규칙해지는 부정맥, 심장의 펌프 기능이 저하되는 심부전은 만성적인 생명 위협 요소로 작용합니다.

셋째, 뇌혈관 질환은 크게 뇌경색과 뇌출혈로 나뉘며, 뇌동맥류, 뇌혈관 기형, 경동맥 협착증, 일과성 뇌 허혈 발작 등 다양한 질환이 포함됩니다. 뇌 기능에 영향을 미쳐 마비, 언어 장애, 감각 이상 등의 증상을 유발합니다.

넷째, 당뇨병은 인슐린 분비량이 부족하거나 정상적인 기능이 이루어지지 않는 대사질환의 일종입니다. 특히 당뇨병 합병증은 실명, 신부전, 심혈관 질환, 족부궤양 및 절단 등 심각한 결과를 초래할 수 있는 질병입니다.

다섯째, 고혈압 및 고지혈증(고콜레스테롤혈증)은 혈관 건강을 위협하는 대표적인 만성질환입니다. 혈액 내 콜레스테롤이나 지방 수치가 높아져 혈관 벽에 쌓이거나 혈압이 상승하는 질환입니다. 동맥경화, 심혈관 질환의 주요 원인이 됩니다.

국가데이터처 『2024년 사망 원인 통계』에 의하면 비감염성 질환으로 인한 사망이 전체 사망률의 78.8%를 차지했습니다. 이중 암으로 인한 사망은 88,933명으로 전체 사망의 24.8%입니다. 이어서 심장 질환 33,539명, 폐렴 30,103명, 뇌혈관 질환 24,612명 순서입니다. 비감염성 질환으로 인한 사망자 중에서 인구 10만 명당 사망자 수는 암이 174.3명, 심장 질환 65.7명, 뇌혈관 질환 48.2명, 당뇨병 21.7명 순으로 나타났습니다.

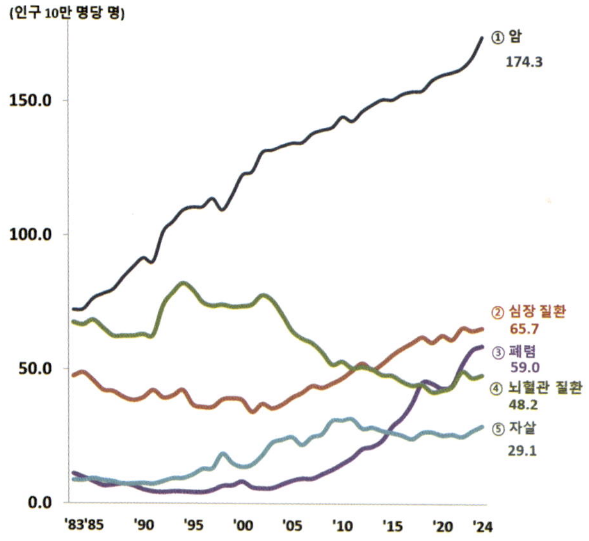

순위	사망원인	사망률	'23년 순위 대비
1	악성신생물(암)	174.3	−
2	심장 질환	65.7	−
3	폐렴	59.0	−
4	뇌혈관 질환	48.2	−
5	고의적 자해(자살)	29.1	−
6	알츠하이머병	23.9	−
7	당뇨병	21.7	−
8	고혈압성 질환	16.1	−
9	간 질환	15.3	↑ (+2)
10	패혈증	15.1	↓ (−1)

※ 출처 : 국가데이터처, 『2024년 사망 원인 통계』

비용은 '병원비'에 그치지 않는다

앞서 언급한 5대 주요 만성질환 치료와 관리를 위한 경제적 손실은 병원비와 약값에 국한되지 않습니다. 중증 질환이 발생했을 때 가계가 감당해야 하는 재정적 충격은 훨씬 더 복합적이고 치명적입니다.

첫째, 소득 단절 및 근로 능력 상실입니다. 노후 준비를 위해 은퇴 시점을 늦추고 싶더라도 중증 질환은 노동 시장에서 비자발적 퇴출을 야기합니다. 경제 활동 능력 자체가 훼손됨으로써 기대할 수 있었던 미래 소득이 소멸하는 결과를 초래합니다.

둘째, 간병으로 인한 가족 구성원의 경제 활동 중단입니다. 환자를 돌보기 위해 배우자나 자녀들이 직장을 그만두거나 근로 시간을 단축해야 하는 경우가 발생합니다. 이로 인해 가족 전체의 경제적 기반이 흔들리게 됩니다.

셋째, 삶의 질 하락으로 인한 기회비용 발생입니다. 치료 과정의 고통과 외부활동 제약으로 인해 은퇴 후 누릴 수 있었던 문화생활, 여행, 취미활동, 봉사활동 등 삶의 활력을 되찾아줄 모든 기회가 박탈됩니다. 활기차고 의미 있는 삶을 누릴 기회 자체를 잃는 것입니다.

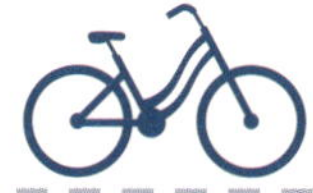

기존 패러다임을 바꿔라,
금융 자산보다 신체 자산

우리는 그동안 노후 준비를 '얼마를 모을 것인가?'라는 경제적 자산 문제로만 치부해 왔습니다. 그러나 100세 시대라는 거대한 파도 앞에서 이러한 방식은 기초가 부실한 모래성처럼 위태롭기만 합니다. 아무리 촘촘하게 쌓아 올린 경제적 자산도 '건강'에 균열이 생기는 순간, 그간의 모든 노력은 물거품이 될 수 있기 때문입니다.

관성적인 노후 준비의 현주소와 한계

그동안 한국인의 노후자산 구조는 지극히 편중되어 있었습니다. 전체 자산의 70~80%가 부동산에 묶여 있는 비대칭적 구조를 유지해왔습니다. 나머지 자산도 은행 예·적금 같은 안전자산에 쏠려 있는 것이 일반적이었습니다. 은퇴 시점에 번듯한 내 집 한 채와 통장에 목돈이 있어야만 안심되는 '자산 소유형' 노후 준비가 지배적이었던 것입니다.

최근에는 국민연금과 퇴직연금을 통한 매월 현금 흐름 확보 또는 주식투
자로 자산 규모를 키우려는 경향도 강해지고 있습니다. 더 높은 수익률과
더 많은 배당금을 추구하는 것도 노후 안전판을 확보하는 유력한 방법 중
의 하나입니다. 그러나 이러한 수익률 중심의 전략에는 치명적인 맹점이
존재합니다.

예를 들어 탁월한 투자 방법으로 연 20% 수익을 올려 1억 원의 원금을
2,000만 원 불리는 데 성공했다고 가정해 보겠습니다. 2,000만 원이라는
수익을 내기 위해 쏟은 시간과 정성, 투자상품에 대한 분석 노력은 적지 않
았을 것입니다.

하지만 인생 후반전에는 예상치 못한 복병이 기다리고 있습니다. 갑작스
러운 심근경색으로 스텐트 삽입술을 받거나, 뇌졸중으로 장기적인 치료가
필요해질 수 있습니다. 이때 발생하는 수술비, 간병비, 재활 비용은 수천만
원에 달할 수 있습니다. 1년간의 투자수익 2,000만 원은 단 몇 주간의 입원
치료비용 등으로 사라집니다. 만약에 '원금' 자체도 의료비용에 써야 한다
면 단순한 손실을 넘어 삶의 뿌리를 흔드는 재앙이 됩니다.

100세 시대의 자산관리는 이제 수익률 극대화에서 리스크 최소화로 패
러다임을 완전히 바꿔야 합니다. 수익률 극대화보다 더 강력한 것은 자산
을 한 방에 무너뜨리는 '의료비 지출이라는 블랙홀' 자체를 제거하는 전략
입니다.

많은 이들은 수익률 몇 퍼센트에 일희일비하지만 정작 자신의 몸을 방치해 수천만 원의 의료비를 지출하게 되는 상황은 간과합니다. 최고의 노후 재테크는 우량주를 고르는 안목이 아니라 질병으로 인한 자산 누수를 막는 '건강한 신체' 그 자체입니다. 병원비로 지출될 돈을 지키는 것, 건강수명을 늘려 유병 기간 의료비 지출을 원천 봉쇄하는 것이야말로 100세 시대의 가장 똑똑한 자산 방어 전략입니다.

새로운 자산관리 패러다임, '자전거 보험'에 가입하라

이제는 노후자산 관리의 중심축을 리스크 헤지(Risk Hedge)로 옮겨야 합니다. 100세 시대에서 우리를 위협하는 가장 큰 적은 자산 부족이 아니라 통제 불가능한 지출의 폭증이기 때문입니다. 이러한 차원에서 자전거는 미래의 고액 의료비 리스크를 선제 방어하는 강력하고 즐거운 지출 통제 전략이자 '신개념 금융 상품'이 됩니다.

자전거 = 고위험(High Risk)에 대한 선제적 보험상품

우리는 미래의 불확실성에 대비해 매달 적지 않은 보험료를 지출합니다. 하지만 그 보험은 대개 사고나 질병이 발생한 사후에 보상받는 방식입니다. 반면에 자전거는 질병의 발생 가능성 자체를 낮추는 '능동형 보험'입니다.

보험 납부 방식은 일주일에 몇 시간 동안 페달을 밟는 '시간과 노력'입니

다. 보장 범위는 심혈관 질환, 당뇨, 고혈압 등 만성질환에 대한 포괄적이고 확실한 예방 효과입니다. 이것은 단순히 체력을 기르는 행위가 아닙니다. 미래에 닥칠 수 있는 고액 의료비 리스크를 사전에 소멸시키는 고도의 '금융 행위'인 셈입니다.

이 특별한 자전거 보험은 일반적인 보험상품에는 없는 이중 보상 체계를 갖고 있습니다.

첫째, 즉각 보상으로 가입과 동시에 바로 지급됩니다. 라이딩을 통해 분출되는 엔도르핀과 도파민은 스트레스를 해소하고 일상의 활력과 삶의 만족도를 즉각 높여줍니다. 이는 현재의 삶을 더욱 풍요롭게 만드는 '건강 배당금'과 같습니다.

둘째, 만기 보상입니다. 만기 보상은 인생 후반기에 그 진가가 드러납니다. 수천만 원, 혹은 억 단위에 달할 수 있는 잠재적 의료비 지출을 절약합니다. 그대로 보존된 노후 통장 잔고와 누구의 도움 없이도 어디든지 갈 수 있는 자립적인 신체가 바로 그것입니다.

주식 시장에서 연 20%의 수익률을 내는 것은 불확실하며 많은 리스크를 수반합니다. 그러나 자전거를 통해 질병을 예방함으로써 수천만 원의 병원비 지출을 제로(Zero)로 만드는 것은, 그 어떤 고수익 투자상품보다 확실하고 강력한 재정 방어 전략입니다.

자전거는 매년 불어나는 복리 효과처럼 우리에게 건강한 시간을 지급합
니다. 또한 노후 재정의 가장 취약한 고리인 유병 기간을 사전에 제거합니
다. 수익률 몇 퍼센트에 일희일비하기보다 건강한 신체라는 자산으로 지출
원인 자체를 없애는 것입니다. 이것이야말로 100세 시대를 살아가는 현명
한 투자자가 선택해야 할 최고의 재테크 전략입니다.

2장

만성질환을 이기는
자전거 생리의학

우리는 흔히 기적의 약을 꿈꿉니다. 단 한 알로 심장을 젊게 하고, 뇌의 퇴화를 막으며, 치솟는 혈당과 체지방을 잠재우는 그런 약 말입니다. 그런데 놀랍게도 의학계가 주목하는 '기적의 약'은 이미 우리 곁에 있습니다. 바로 두 바퀴로 달리는 '자전거'입니다.

자전거는 단순한 이동 수단이나 레저를 넘어 현대인의 고질병을 정조준하는 완벽한 치료제입니다. 페달을 밟는 근육의 규칙적인 수축과 이완은 심혈관계의 탄력을 되찾아줍니다. 뇌로 가는 혈류량을 폭발적으로 늘려 치매라는 안개를 걷어냅니다.

단련된 하체 근육은 당뇨병의 원천인 혈당을 효과적으로 연소합니다. 관절에 무리를 주지 않는 유산소 운동으로 비만의 고리를 끊어냅니다. 중력의 압박에서 벗어난 안장 위 운동은 척추 질환을 예방하고 코어 근육을 재건하는 정교한 재활 수단이 됩니다.

이제 우리는 질문을 바꿔야 합니다. "자전거를 타고 어디로 갈 것인가?"
가 아니라 "자전거가 내 몸을 어떻게 바꾸고 있는가?"에 대해서 말입니다.
질병이라는 거친 오르막길을 가뿐히 넘어설 두 바퀴의 혁명, 그 놀라운 치
유의 과정을 지금부터 알아보겠습니다.

심혈관 질환을 차단하는 구원투수

자전거는 우리 몸의 핵심 구동계인 심장과 혈관을 효과적으로 훈련하는 '중강도 유산소 트레이닝의 정석'을 보여줍니다. 이는 우리 현대인에게 치명적인 고혈압, 동맥경화, 뇌졸중 등 심혈관 질환을 예방하는 강력한 과학적 근거를 제공합니다.

고혈압 예방과 완화

고혈압은 혈관 벽에 가해지는 혈액의 압력이 비정상적으로 높게 유지되는 상태를 의미합니다. 이러한 지속적인 과부하는 혈관을 손상시키고 각종 합병증을 유발하는 시한폭탄과도 같습니다. 자전거는 고혈압을 예방하고 증상을 완화하는 효율적이고 안전한 유산소 운동입니다.

첫째, 자전거를 타면 혈액 흐름이 빨라지면서 혈관 내피세포가 자극을 받습니다. 이때 몸속에서 산화질소(NO)가 분비됩니다. 산화질소는 혈관을 확장하고 유연하게 만들어 혈압을 즉각적으로 낮추는 역할을 합니다.

둘째, 자전거는 과도하게 활성화된 교감신경을 억제하고 부교감신경을 활성화합니다. 이러한 작용은 심박수를 안정시키고 혈관의 긴장도를 낮춰 줍니다. 이는 휴식 시 혈압(안정 시 혈압)을 하향 안정화하는 치료 효과를 냅니다.

셋째, 나트륨 배출과 체중 관리입니다. 자전거 라이딩을 통해 흘리는 땀은 고혈압에 해로운 나트륨을 배출시킵니다. 하체의 큰 근육을 사용하는 자전거는 신진대사를 촉진하여 체지방을 연소시킵니다. 체중이 1kg 줄어들 때마다 수축기 혈압은 약 1~2mmHg 정도 내려간다고 합니다.

뇌졸중 예방과 재활

뇌졸중은 뇌로 가는 혈관이 막히는 뇌경색(허혈성 뇌졸중)이나, 혈관이 터지는 뇌출혈(출혈성 뇌졸중)로 인해 발생하는 급성 질환입니다. 이는 뇌에 심각한 후유장애를 남기거나 생명을 위협하는 원인이 됩니다. 자전거는 뇌혈류량을 개선하여 뇌세포의 생존력을 높여줍니다.

첫째, 자전거 페달을 밟는 반복적인 동작은 심장에서 뇌로 가는 혈액량을 20% 이상 증가시킵니다. 풍부한 산소와 영양분이 공급되면서 뇌혈관의 미세 순환이 개선되고 혈전(피떡)이 생기는 것을 방지합니다.

둘째, 자전거를 탈 때 하체 근육에서 발생하는 자극은 뇌의 운동 중추와 소뇌를 활성화합니다. 이는 뇌세포 간의 연결을 강화하여 뇌졸중을 예방합니다. 이미 가벼운 뇌 손상을 입은 환자의 보행 및 균형 감각 회복 등 재활에도 큰 도움을 줍니다.

셋째, 자전거는 감염이나 심각한 염증을 의미하는 CRP(C-reactive protein)[2] 등 체내 염증 지수를 낮춥니다. 뇌졸중의 주요 원인인 혈관 염증을 억제함으로써 뇌혈관이 갑자기 터지거나 막히는 사고를 미리 예방합니다.

동맥경화 방지 및 완화

동맥경화는 혈관 내벽에 콜레스테롤과 중성지방이 쌓여 혈관이 점차 딱딱하게 굳으며 통로가 좁아지는 현상입니다. 혈류의 흐름을 방해하여 심뇌혈관 질환을 일으키는 결정적인 원인이 됩니다. 자전거는 이를 직접적으로 막아주는 몇 안 되는 방법 중의 하나입니다.

첫째, 자전거는 혈관 벽에 쌓인 지방을 수거해서 간으로 보내는 좋은 콜레스테롤(HDL) 수치를 높입니다. 반면에 혈관을 막는 나쁜 콜레스테롤(LDL)과 중성지방 수치는 효과적으로 낮춰 혈관 통로를 깨끗하게 유지합니다.

---

2)　CRP는 체내에 염증이나 감염, 조직 손상이 발생했을 때 간에서 빠르게 생성되어 혈류로 분비되는 급성기 반응 물질이다. 염증 발생 6~10시간 이내에 수치가 상승하기 시작하며, 질병의 경과 및 치료 효과를 모니터링하는 민감한 지표로 활용된다.

둘째, 혈관 내피 기능을 개선합니다. 동맥경화는 단순히 혈관에 기름때가 끼는 현상이 아닙니다. 혈관 내벽(내피세포)에 생긴 상처와 그에 따른 만성 염증 반응으로 시작되는 혈관 질환입니다. 자전거는 혈류의 마찰력을 유도해 내피세포를 건강하게 단련합니다.

낮은 관절 부담과 높은 운동 강도를 동시에 충족하는 자전거는 특히 무릎이 약해진 중장년이 심폐기능을 극대화할 수 있는 유일한 방법입니다. 3대 혈관 질환인 고혈압·뇌졸중·동맥경화를 한꺼번에 예방하는 강력한 비약물적 치료법이 됩니다.

심부전 예방

심부전은 심장의 펌프 기능이 저하되어 신체 각 조직에 필요한 혈액을 충분히 공급하지 못하는 상태를 말합니다. 흔히 "심장의 기력이 다했다."라고 표현될 만큼 생명 유지의 근간이 흔들리는 질환입니다. 자전거는 약해진 심장 근육을 단련하고 전신 혈류 효율을 높여 심부전을 예방하는 최고의 운동입니다.

첫째, 지속적인 페달링은 심장 근육을 더욱 견고하고 탄력 있게 단련시켜 한 번의 수축으로 다량의 혈액을 뿜어낼 수 있는 강력한 펌프 기능을 만듭니다. 적은 횟수의 박동만으로도 전신에 충분한 혈액을 보낼 수 있는 '스포츠 심장'으로 업그레이드합니다.

둘째, 전신 말초 혈관의 저항을 감소시켜 줍니다. 자전거는 하체 근육을 발달시켜 말초 혈관의 혈류 흐름을 돕습니다. 이는 심장이 혈액을 뿜어낼 때 저항을 줄여주어 심장의 과부하를 막고 심장에 휴식을 제공하는 효과가 있습니다.

셋째, 제2의 심장인 종아리 근육을 활성화합니다. 페달을 밟고 발목을 움직이는 동작은 종아리 근육을 수축시킵니다. 이는 중력으로 인해 아래로 쏠린 정맥혈을 다시 심장으로 올려 보내는 펌프 역할을 합니다. 심장이 혈액을 다시 채우는 과정에서 부담을 획기적으로 줄입니다.

부정맥 예방 및 발생빈도 저감

부정맥은 심장 박동이 불규칙하게 뛰는 증상을 말합니다. 특히 중장년에게는 뇌졸중의 주요 원인이 되는 심방세동과 같은 증상이 빈번하게 나타납니다. 자전거는 심근의 내구성을 강화하고 자율신경계의 균형을 조절하여 심장의 전기적 안정도를 높이는 데 크게 기여합니다.

첫째, 부정맥의 주요 원인 중 하나는 스트레스와 과로로 인한 교감신경의 과도한 흥분입니다. 규칙적인 자전거 라이딩은 부교감신경을 활성화합니다. 이는 심장을 천천히 그리고 규칙적으로 뛰게 만드는 '천연 진정제' 역할을 하여 부정맥 발생 빈도를 낮춥니다.

둘째, 고혈압이나 동맥경화를 치료하지 않고 방치하면 심장 구조가 변형되어 부정맥이 생깁니다. 자전거는 혈압 저하 효과를 통해 심방이 늘어나거나 딱딱해지는 것을 막아 부정맥 발생의 구조적 원인 자체를 차단합니다.

셋째, 자전거는 심박수 변이도 HRV(Heart Rate Variability)[3]를 높여줍니다. HRV가 높다는 것은 심장이 외부 스트레스에 유연하게 대처할 수 있다는 뜻입니다. 이는 돌연사의 주범인 치명적인 부정맥을 예방하는 핵심 지표가 됩니다.

자전거 페달을 밟는 행위는 단순히 하체 근육을 단련하는 차원을 넘어섭니다. 노화되어 가는 심장에 정밀한 '전기적 안전장치'를 장착하고, 지치지 않는 '최신형 고성능 펌프'로 교체하는 고도의 리모델링 작업입니다.

다만 이미 심부전이나 부정맥이 있는 환자의 경우, 너무 높은 강도의 인터벌 사이클링은 심장에 무리를 줄 수 있습니다. 옆 사람과 대화가 가능한 정도의 운동강도를 지속하는 것이 좋습니다. 또한 처음부터 갑작스러운 고강도 페달링은 심장에 전기적 충격을 줄 수 있습니다. 10~15분간 자전거를 천천히 타면서 예열하는 과정이 부정맥 예방에 필수적입니다.

---

3)   HRV는 심장 박동 사이의 간격이 얼마나 유연하게 변하는지를 나타내는 지표이다.

치매를 막고
뇌세포는 살린다

자전거는 노화로 쇠퇴하는 뇌 기능을 되살리고 치매를 예방하는 강력한 방패를 구축합니다. 이것이 바로 '브레인 피트니스(Brain Fitness)'의 최고봉이자 노년기 삶의 질을 결정하는 가장 중요한 투자입니다.

뇌세포의 생존과 성장을 촉진

자전거는 뇌에 산소와 영양분을 공급하는 차원을 넘어 뇌 신경 자체를 성장시키는 환경 조성 역할을 합니다. 자전거는 손상된 뇌세포를 보호하고 새로운 뇌세포의 생존과 성장을 돕는 단백질 BDNF(Brain-Derived Neurotrophic Factor) 분비를 활성화합니다. 뇌유래신경영양인자로 번역되는 BDNF는 '뇌 성장호르몬'으로도 불립니다. 기억력 향상과 우울증 완화, 뇌 노화 지연에 필수적인 역할을 합니다.

BDNF는 기억력과 학습 능력을 관장하는 해마에서 신경 세포의 성장을 주도하는 천연 영양제입니다. 해마는 스트레스와 노화에 따른 퇴행성 변화에 가장 취약한 부위인데, BDNF는 해마의 새로운 신경 세포 생성을 강력 유도합니다. 노화로 인해 위축되는 해마의 용량을 회복시키고 뇌의 생기를 되찾아주는 역할을 수행하는 것입니다.

꾸준한 자전거 라이딩은 뇌 속의 BDNF 기본 농도 자체를 높여줍니다. 이는 노화로 인한 뇌 위축을 방지하고 인지 기능 저하를 막아주는 강력한 방어력이 됩니다. BDNF는 우울감을 완화하고 스트레스 저항력을 높여주어 육체적 건강뿐만 아니라 정신적 탄력성을 유지하는 데에도 기여합니다.

알츠하이머와 혈관성 치매 동시 방어

치매는 해마에서 먼저 퇴행성 변화와 위축이 시작되면서 발병하는 질환입니다. 해마 기능 활성화는 '뇌의 항노화 무기'로 작용합니다. 노년기의 가장 큰 공포인 치매를 예방하는데 직접 기여하는 것입니다. 자전거는 다음과 같이 치매를 막는 이중 방어선을 제공합니다.

첫째, 알츠하이머병의 진행을 강력하게 방어합니다. BDNF에 의해 활성화되고 재생된 해마는 치매의 전조인 급격한 기억력 저하를 완화하고, 병의 악화 속도를 늦추는 데 결정적인 역할을 합니다. 알츠하이머병에 대항하는 실질적인 생체 보호막이 되는 것입니다.

둘째, 혈관성 치매를 예방합니다. 자전거로 개선된 혈관 건강은 뇌로 가는 혈류의 질을 높이고 뇌혈관의 미세 손상을 막아줍니다. 뇌혈관이 막히거나 터지는 과정에서 뇌 조직이 손상되어 발생하는 혈관성 치매를 미리 예방하는 것입니다.

최근 국제 의학 학술지에 자전거가 초기 치매 위험을 40% 감소시킨다는 연구 결과가 발표된 바 있습니다. 이 연구는 일상적인 교통수단(출퇴근, 장보기 등)과 치매 발병률 사이의 상관관계를 분석했습니다. 65세 이전에 발생하는 초로기 치매의 경우, 자전거를 주요 교통수단으로 이용하는 그룹이 자동차 등 비활동적 수단을 이용하는 그룹보다 발병 위험이 40%나 낮았습니다. 또한 나이와 상관없는 모든 원인의 치매 위험은 약 19% 감소했으며, 가장 흔한 치매 형태인 알츠하이머병 발병 위험도 22% 줄어들었습니다.

이 연구는 자전거가 다른 운동보다 치매 예방에 뛰어난 이유를 다음과 같이 분석했습니다.

첫째, 뇌 구조의 물리적 변화입니다. MRI 분석 결과, 자전거 이용자들은 해마의 부피가 더 크게 유지되었습니다. 페달링이 뇌 혈류량을 늘리고 염증을 줄이는 데 탁월한 역할을 했기 때문입니다.

둘째, 높은 인지 자극입니다. 걷기와 달리 자전거는 빠른 속도에서 균형을 잡고 주변 장애물을 피하며 실시간으로 경로를 판단해야 합니다. 이 과정이 뇌의 여러 부위를 동시에 자극하는 '두뇌 트레이닝' 역할을 하는 것입니다.

충격에 강한 '슈퍼 브레인' 만들기

자전거와 같은 유산소 운동은 기억력만 좋게 만드는 것이 아닙니다. 뇌자체의 용량과 기능을 강화하여 인지예비력(Cognitive Reserve)을 확보하게 해줍니다. 인지예비력이란 뇌에 손상이 발생하더라도 그 손상을 우회하여 인지 기능을 정상적으로 유지할 수 있는 능력을 말합니다. 자동차에 예비 타이어가 있는 것처럼 만일의 상황에 대비하여 뇌에 추가적인 연결망과 용량을 확보하는 것입니다.

자전거는 뇌의 시냅스 연결을 강화하고 신경망을 더욱 조밀하게 만들어줍니다. 이렇게 함으로써 뇌는 외부 충격이나 노화로 인한 손상에 더 강하게 버틸 수 있는 능력을 갖추게 됩니다. 인지예비력이 높은 사람은 뇌 손상이 진행되어도 임상적인 치매 증상이 늦게 나타납니다.

자전거는 노년기 삶의 질을 좌우하는 지적 독립성을 지탱하는 강력한 기반이 됩니다. 온전한 기억력과 명석한 판단력이 뒷받침되어야만 은퇴 후의 취미활동이나 대인 관계, 자산 관리 등 일상 전반을 스스로 꾸려나갈 수 있기 때문입니다. 자전거는 뇌의 인지 기능을 수호함으로써 생의 마지막 순간까지 삶을 주체적으로 끌어갈 수 있는 지적 자립의 동력을 확보해줍니다.

혈당 리스크를 방지하는
천연 당뇨병 백신

현대인의 심각한 만성질환 중 하나인 제2형 당뇨병은 단순한 고혈당 질환이 아닙니다. 우리 삶의 질과 재정적 안정성까지 위협하는 '대사 재앙'이라 할 수 있습니다. 제2형 당뇨병의 근본 원인은 바로 인슐린 저항성(IR, Insulin Resistance)[4]입니다.

나이가 들어서 당뇨병이 오는 것이 아닙니다. 핵심 원인은 하체 근육 기능 저하에 있습니다. 하체 근육 기능이 저하되면 포도당 흡수 능력이 떨어져 인슐린 저항성이 유발되거나 악화됩니다. 자전거는 인슐린 저항성을 안전하고 효율적으로 타파하여 대사 효율을 복원하는 기능을 합니다.

---

[4] 인슐린 저항성은 세포가 혈당을 낮추는 인슐린 호르몬에 반응하지 않아서 췌장이 인슐린을 과다 분비하게 되는 상태이다. 이렇게 되면 고혈당, 대사증후군, 제2형 당뇨병으로 진행될 수 있다. 인슐린 저항성의 주요 원인은 비만, 운동 부족, 불량한 식습관이다.

인슐린 저항성, 왜 하체 근육이 핵심인가?

인슐린 저항성은 근육, 지방, 간세포 등이 인슐린 호르몬에 제대로 반응하지 못해 포도당을 세포 안으로 흡수하지 못하는 것을 말합니다. 이렇게 되면 포도당이 계속 혈액 속에 머물면서 고혈당 상태가 유지되는 것입니다.

우리가 식사 등으로 섭취하는 포도당의 약 70~80%는 하체의 거대한 골격근에 의해 처리되고 저장됩니다. 하체 근육이 바로 우리 몸의 최대 혈당 창고인 셈입니다. 이것이 바로 하체 근육의 압도적인 역할입니다.

만약, 근육량이 줄어드는 근감소증이 진행되고 근육 세포의 기능이 떨어지게 되면 이 거대한 혈당 창고가 제 역할을 하지 못하게 됩니다. 그 결과, 인슐린 저항성이 급격히 높아지면서 당뇨병 발병으로 이어지는 핵심적인 통로가 활짝 열리게 됩니다.

'인슐린 비의존적 경로' 활성화

자전거가 당뇨병 예방에 기여하는 가장 혁신적인 원리는 인슐린의 도움 없이도 근육이 직접 혈당을 흡수하는 경로를 개방하는 것입니다. 그 핵심은 바로 GLUT4(Glucose Transporter Type 4)의 활성화에 있습니다.

GLUT4는 우리 몸에서 포도당(혈당)을 세포 내부로 끌어들이는 '포도당

수송체'입니다. 주로 근육 세포와 지방 세포에 분포하며 혈액 속의 당 수치를 조절하는 핵심적 역할을 합니다. GLUT4는 다음 경로로 활성화됩니다.

첫째, 자전거를 타게 되면 하체의 대근육이 반복적이고 규칙적인 수축운동을 하게 됩니다. 규칙적인 페달링은 근육 세포 내부에 잠들어 있던 GLUT4를 세포 표면으로 이동시켜 혈액 속의 포도당을 흡수하기 위한 '비상통로'를 활성화합니다.

둘째, GLUT4는 혈액 속의 포도당을 세포 내부로 끌어들이는 비상통로 역할을 수행합니다. 이 비상통로가 열리면서 혈액 내 포도당을 세포 안으로 직접 빨아들입니다. 이렇게 유입된 포도당은 신체 활동을 위한 에너지로 연소되거나 글리코겐 형태로 근육에 저장됩니다.

셋째, 근육 수축에 의한 포도당 흡수는 인슐린의 도움이 필요 없으므로 운동 후 몇 시간 동안 혈당을 낮추는 강력한 효과를 발휘합니다. 이는 식사 후 혈당이 급격히 치솟는 '혈당 스파이크'를 막는 데 있어 자전거가 왜 효과적인지 설명해줍니다.

이러한 과정은 인슐린과는 별도의 독립적인 경로를 통해 일어납니다. 따라서 당뇨병 환자나 인슐린 저항성이 있는 사람들에게 매우 효과적인 혈당 조절 메커니즘 역할을 합니다.

근육 세포의 대사 환경 혁신

자전거는 GLUT4의 발현 및 기능 향상과 함께 근육 세포의 대사 환경을 건강하게 리모델링합니다.

첫째, 세포 내 에너지 발전소인 미토콘드리아(Mitochondria)[5]를 업그레이드시킵니다. 자전거와 같은 유산소 운동은 근육 세포 내 미토콘드리아 수와 기능을 비약적으로 향상시킵니다. 발전소가 많아지고 효율이 높아지면 포도당을 처리하고 사용하는 능력 자체가 증가하게 됩니다.

둘째, 혈액 공급망을 확대합니다. 꾸준한 운동은 근육 주변의 모세혈관 밀도를 증가시킵니다. 혈액 공급망이 촘촘해지면 혈당과 인슐린이 근육 세포에 훨씬 더 쉽고 빠르게 도달할 수 있게 되어 포도당 흡수 효율이 극대화됩니다.

셋째, 인슐린 수용체의 민감도가 향상됩니다. 근육이 활발하게 움직이면 근육 세포 표면에 있는 인슐린 수용체 구조와 기능이 최적화됩니다. 이는 인슐린 호르몬 신호에 대한 몸의 반응성을 크게 높여 인슐린 저항성을 감소시키는 메커니즘을 완성합니다.

---

5) 미토콘드리아는 세포 내에서 산소 호흡을 통해 생체 에너지인 ATP(아데노신 삼인산)를 생산하는 핵심 소기관이다. 간, 심장, 뇌 등 에너지가 많이 필요한 조직에 다수 존재하며 세포의 성장, 사멸, 노화, 신진대사를 조절하는 필수적인 역할을 수행한다.

제2형 당뇨병을 막는 '골드 스탠더드'

자전거는 제2형 당뇨병을 예방하고 관리하는 '골드 스탠더드'로 인정받고 있습니다. 수많은 임상 데이터와 대규모 역학 조사가 뒷받침하는 의학적 사실입니다.

세계보건기구(WHO)와 미국당뇨병학회(ADA) 등 권위 있는 기관들은 주당 150분 이상의 중강도 유산소 운동을 당뇨병 예방의 필수 조건으로 제시합니다. 특히 자전거와 관련된 대규모 코호트 연구[6]에 따르면, 정기적으로 자전거를 타는 사람들은 그렇지 않은 대조군에 비해 제2형 당뇨병 발병 위험이 약 20%에서 최대 50%까지 감소한다는 일관된 결과를 보여주고 있습니다.

약물 처방 없이 오직 신체 활동만으로 당뇨병 발병 확률을 절반 가까이 낮출 수 있다는 것입니다. 이것은 자전거가 실제 임상 현장에서 처방되는 그 어떤 예방약보다 강력한 생존 도구임을 시사합니다. 특히 자전거는 체중 부하가 적어 과체중이나 관절 질환이 있는 당뇨 위험군에도 지속 가능한 대안이 됩니다.

당뇨병은 단순히 혈당만 높은 병이 아닙니다. 신장병(투석), 망막병증(실

---

6) 예를 들어 덴마크 성인 5만 명 대상 15년 추적 조사 등이 있다.

명), 신경병증(족부 절단) 등 치명적인 합병증으로 이어지는 무서운 질병입니다. 일단 발병하면 평생 의료비와 간병비, 합병증 관리 비용으로 수천만 원에서 억 단위의 지출이 발생합니다. 은퇴 후 노후 경제에 치명적인 타격을 입힙니다.

자전거는 이 막대한 잠재적 지출을 원천 봉쇄하는 '예방적 재테크'입니다. 꾸준한 라이딩을 통해 인슐린 민감성을 유지하는 것은 매월 고액의 보험료를 내는 것보다 훨씬 확실하게 노후 자산을 지키는 길입니다.

또한, 이미 당뇨병을 앓고 있는 환자라도 자전거를 통해 인슐린 저항성을 개선하면 약물 복용량을 줄이거나 '관해(Remission)'[7]의 기회를 얻게 됩니다. 이 또한 직접적인 의료비 절감 혜택을 누릴 수 있는 것입니다.

---

7) 관해란 질병이 완전히 치료된 것은 아니지만 증상이 완화되거나 사라지고 검사 결과에서 질환의 활동성이 나타나지 않는 '일시적 또는 영구적 소강상태'를 의미한다. 주로 암, 당뇨병, 자가면역질환(류마티스 등)과 같이 완치라는 표현을 쓰기 어려운 만성질환에서 사용하는 의학 용어이다.

요요 없는 체질 개선,
부작용 제로의 비만 치료제

비만은 외모와 하체 관절에만 영향을 끼치지 않습니다. 비만은 고혈압, 당뇨병, 고지혈증 등 모든 만성질환의 시발점이자 노후 건강을 위협하는 도화선입니다. 체중과 체지방을 효율적으로 관리하는 것은 질병 예방의 첫걸음이자 의료비를 절감하는 가장 확실한 '생활형 재정 전략'입니다.

자전거는 관절에 무리를 주지 않으면서도 체지방을 태우는 데 가장 효율적인 유산소 운동입니다. 또한, 하체 근육량 증가를 통해 기초대사량까지 근본적으로 높여주는 궁극적인 체중 관리 솔루션입니다.

고효율 칼로리 소모로 지방 연소 구역 정복

자전거의 가장 큰 매력은 '지속 가능한 칼로리 소모'입니다. 관절에 충격이 적고 운동강도를 쉽게 조절할 수 있으며 장시간 운동이 가능합니다. 따라서 운동 에너지원으로 지방 사용을 극대화합니다.

자전거는 달리기와 달리 속도 조절을 자유롭게 할 수 있어 최대 심박수 (MHR)의 60~70% 수준인 중저강도를 일정하게 유지하기 쉽습니다. 이 중저강도 운동 구간이 바로 우리 몸이 주 에너지원을 탄수화물에서 지방으로 전환하기 시작하는 '지방 연소 구역(FBZ, Fat Burning Zone)'입니다.

자전거는 장시간 지속적으로 지방을 태우는 데 적합한 운동입니다. 무릎에 무리가 가지 않아 걷기나 달리기보다 쉽게 1시간 이상 운동을 지속할 수 있습니다. 이 지속성이야말로 누적 칼로리 소모를 극대화하고 우리 몸에 저장된 지방을 효율적으로 고갈시키는 가장 강력한 무기가 됩니다.

예를 들어 1시간 동안 중강도 라이딩을 지속할 경우 400~800kcal를 안정적으로 소모할 수 있습니다. 이는 무릎 통증 걱정이 없이 달성할 수 있는 매우 높은 수치입니다.

기초대사율(BMR)[8] 증진, 요요현상 없는 체질로 변화

자전거는 운동을 하지 않는 시간에도 우리 몸이 칼로리를 많이 소모하는 '기초대사율이 높은 체질'로 변화되도록 유도합니다. 자전거가 만든 근육들이 우리 몸에서 '칼로리를 먹는 하마'가 되는 것입니다.

---

[8] 기초대사율(Basal Metabolic Rate, BMR)은 우리 몸이 섭취한 음식을 숨쉬기, 혈액순환 등 몸의 기본적인 기능을 수행하기 위해 필요한 에너지로 전환시키는 비율을 말한다. 기초대사율이 낮으면 동일한 양의 음식을 섭취하더라도 다른 사람보다 체중이 더 쉽게 증가할 수 있다.

자전거는 인체에서 가장 크고 칼로리 소비가 많은 대퇴사두근, 햄스트링, 대둔근 등의 하체 대형 근육군을 충격 없이 강화합니다. 이 근육들은 휴식 중에도 우리 몸의 다른 조직보다 훨씬 더 많은 칼로리를 소모합니다. 근육량이 1kg 증가하면 하루에 소모되는 기초대사량이 유의미하게 상승합니다. 자전거를 통해 근육이 증가하면 나이가 들어도 쉽게 살이 찌지 않는 체질로 변하는 것입니다.

근육량 증가를 통한 기초대사율 상승은 극단적인 식단 제한 후 찾아오는 요요현상을 근본적으로 방지합니다. 따라서 비만 관련 질환의 재발 위험을 낮추는 가장 확실한 방어 기제가 됩니다. 자전거는 일회성이 아닌 평생의 대사 안정성을 보장하는 투자입니다.

위험한 내장 지방을 집중 공략, 만성질환의 뿌리 제거

우리 몸의 체지방은 피부 아래의 피하 지방과 복부 및 장기 주변에 붙어 있는 내장 지방으로 나뉩니다. 그중에서도 내장 지방은 염증성 물질을 분비하여 심혈관 질환, 당뇨병 등을 유발하기 때문에 건강에 치명적인 요인이 됩니다.

내장 지방은 피하 지방보다 혈관이 풍부하게 분포되어 있어 운동을 통한 에너지 고갈 신호에 매우 빠르게 반응합니다. 꾸준한 중강도 유산소 운동인 자전거는 전신에 걸쳐 에너지 고갈 상태를 유도합니다. 이때 우리 몸이 가장 쉽게 동원하여 연소시키는 지방이 바로 이 내장 지방입니다.

자전거를 꾸준히 타면 체중계 숫자는 천천히 변하더라도 허리둘레가 줄어들고 내장 지방이 빠지는 효과를 먼저 체감할 수 있습니다. 내장 지방의 감소는 곧바로 간 기능 개선, 인슐린 저항성 감소, 혈압 및 혈당 수치 개선으로 이어집니다.

자전거를 통한 내장 지방 감소는 만성질환 위험 요인을 직접적으로 제거하는 효과를 가져옵니다. 만성질환 치료비용도 획기적으로 감소하게 됩니다. 단순한 칼로리 소모를 넘어 신진대사 시스템을 근본적으로 개선합니다. 우리 몸을 만성질환이 쉽게 침투할 수 없는 건강한 상태로 만드는 것입니다.

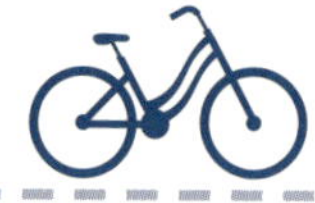

허리를 살리는
'생체 근육 복대' 구축

사람들은 일반적으로 허리 통증이 있으면 운동을 쉬어야 한다고 생각합니다. 그러나 자전거는 올바른 자세만 전제된다면 척추 질환을 방어하는 가장 완벽한 '저충격 고효율' 운동입니다. 자전거가 어떻게 우리 척추를 보호하고 강화하는지 그 구체적인 과정을 살펴보겠습니다.

코어 및 심부 근육 강화

척추 건강의 핵심은 척추뼈 자체보다 척추 주위를 감싸고 지탱하는 근육의 힘에 있습니다. 자전거는 척추의 안정성을 담당하는 핵심 근육들을 정교하게 단련시킵니다.

첫째, 척추기립근[9]과 다열근(Multifidus)[10]을 활성화합니다. 페달을 밟는 동안 상체는 중심을 잡기 위해 끊임없이 미세한 조절을 반복합니다. 이때 척추를 바로 세우는 척추기립근과 척추 마디마디를 단단하게 고정하는 다열근이 활성화됩니다. 이 근육들이 강화되면 척추뼈 사이의 간격이 무너지는 것을 막아 디스크가 뒤로 밀려 나가는 압력을 크게 줄여줍니다.

둘째, 복압 유지와 코어 근육의 역할로 '생체 근육 복대'를 구축합니다. 자전거를 타면 골반의 안정성을 유지하기 위해 복횡근(Transverse Abdominis)[11]과 같은 심부 복근이 강화됩니다. 이 근육들은 배 안의 압력(복압)을 적절하게 유지하여 척추가 받는 하중을 전방에서 받쳐주는 역할을 합니다. 즉, 꾸준한 라이딩은 수십만 원짜리 외부 보조기보다 강력한 '근육 복대'를 구축하는 것입니다.

---

9) 척추기립근은 척추뼈를 따라 목부터 골반까지 세로로 길게 뻗어 있는 등 근육군이다. 몸을 똑바로 세우고 척추의 안정성을 유지하는 기둥 역할을 한다. 척추기립근이 약해지면 요통, 허리디스크, 거북목 등을 유발한다.

10) 다열근은 척추뼈 사이를 연결하는 심부 근육으로 척추의 안정성, 자세 유지, 그리고 회전 운동을 담당하는 핵심 코어 근육이다. 허리 통증 재활과 강화에 필수적이며, 척추 마디를 고정하고 움직임 발생 시 반대쪽에서 지지하는 역할을 하여 척추 건강을 지킨다.

11) 복횡근은 배의 가장 깊은 곳에 위치한 속 근육으로, 몸통을 코르셋처럼 감싸 허리와 골반의 안정성을 유지하는 핵심 코어 근육이다. 복강 내압을 조절하여 호흡, 배변, 척추 지지를 도우며, 팔다리를 움직이기 전 선제적으로 수축해 허리를 보호하는 역할을 한다.

척추 디스크에 영양 공급과 퇴행 방지

척추 디스크(추간판)는 우리 몸에서 혈관이 직접 연결되지 않은 독특한 조직입니다. 따라서 스스로 영양분을 섭취하지 못하고 주변의 '확산 현상'을 통해서만 산소와 영양을 공급받습니다. 자전거는 이 문제를 해결해줍니다.

첫째, 율동적인 움직임과 펌핑 효과입니다. 규칙적인 페달링은 골반의 미세한 좌우 흔들림을 만들어 척추 마디에 아주 가벼운 압박과 이완을 반복적으로 가합니다. 이 과정이 일종의 펌핑 작용을 하여 디스크 내부로 영양분이 스며들고 노폐물은 빠져나가게 돕습니다. 이는 퇴행성 디스크 질환을 예방하고 이미 손상된 디스크의 회복 속도를 높이는 작용을 합니다.

둘째, 하중 분산을 통한 척추 충격 완화입니다. 걷기나 달리기는 지면으로부터 오는 충격이 척추에 수직으로 전달됩니다. 반면, 자전거는 체중의 약 60~70%가 안장에 분산되며 나머지 하중도 페달과 핸들바로 나누어집니다. 척추가 받는 수직 하중이 크게 줄어든 상태에서 운동할 수 있게 됩니다. 중력의 압박으로부터 자유로운 상태에서 주변 근육을 강화할 수 있는 최적의 환경을 제공하는 것입니다.

요추관 확장 효과로 신경 압박 완화

허리디스크 환자나 척추관 협착증 환자들에게 자전거가 권장되는 임상적인 이유 중의 하나는 자세에 따른 공간 확보입니다. 대부분의 척추 질환 환자들은 허리를 꼿꼿이 펴거나 뒤로 젖힐 때 신경 통증(방사통)을 강하게 느낍니다. 자전거를 탈 때 상체를 약 15~30도 정도 앞으로 숙이는 자세는 요추 뒤쪽의 척추관 공간을 일시적으로 넓혀주는 효과가 있습니다.

이 자세는 신경에 가해지는 압박을 즉각적으로 줄여주어 보행이 힘든 환자들도 자전거로는 장거리 이동이 가능하게 만듭니다. 혈류가 개선되면서 신경의 염증 수치 또한 자연스럽게 감소하는 효과를 가져옵니다.

척추 질환에 따른 의료비 지출을 사전 예방

척추 질환은 우리나라 국민이 가장 많이 겪는 질환 중 하나이며 그에 따른 경제적 손실은 막대합니다. 허리 수술이나 고가 시술(신경 차단술 등)은 수백만 원에서 수천만 원의 비용이 발생합니다. 수술 후 재발 방지를 위한 관리 비용 역시 만만치 않습니다. 자전거를 통해 튼튼한 척추를 만든 사람은 이러한 고액 의료비 지출 가능성을 원천적으로 낮춥니다.

척추가 무너지면 보행이 어렵거나 불가능해집니다. 이는 간병비 발생과 사회적 고립으로 이어집니다. 자전거로 다져진 강한 허리는 노년기에도 타인의 도움 없이 일상생활을 영위할 수 있게 하는 확실한 노후 연금입니다. 휠체어 대신 자전거 페달을 밟을 수 있는 신체 조건은 은퇴 후 삶의 질을 결정짓는 핵심 자산인 것입니다.

척추 질환자를 위한 안전 라이딩 가이드

척추 질환 개선 효과를 극대화하기 위해서는 반드시 다음의 주의사항을 지켜야 합니다.

① **핸들 높이 조절:** 허리디스크가 있다면 핸들을 안장보다 높게 세팅하여 허리가 과도하게 굽혀지지 않도록 해야 합니다. 따라서 안장이 핸들보다 높게 세팅되는 로드 자전거가 아닌 MTB나 하이브리드 자전거를 타는 것이 좋습니다.

② **높은 케이던스 위주 주행:** 낮은 케이던스(무거운 기어)로 힘주어 페달을 밟는 것은 허리에 큰 하중을 줍니다. 높은 케이던스(가벼운 기어) 위주로 가볍게 페달을 돌리는 주행이 바람직합니다.

③ **노면 충격 차단:** 비포장도로 또는 노면이 울퉁불퉁한 포장도로를 달릴 때는 엉덩이를 살짝 들고 타는 스탠딩 자세를 취하거나, 서스펜션이 좋은 자전거를 선택하여 노면 충격이 척추로 직접 전달되는 것을 방지할 필요가 있습니다.

제2부

최고의 복합 재테크,
자전거 경제학

"자동차가 당신의 돈을 태워 달릴 때,
자전거는 당신의 지방을 태워 돈을 남긴다."

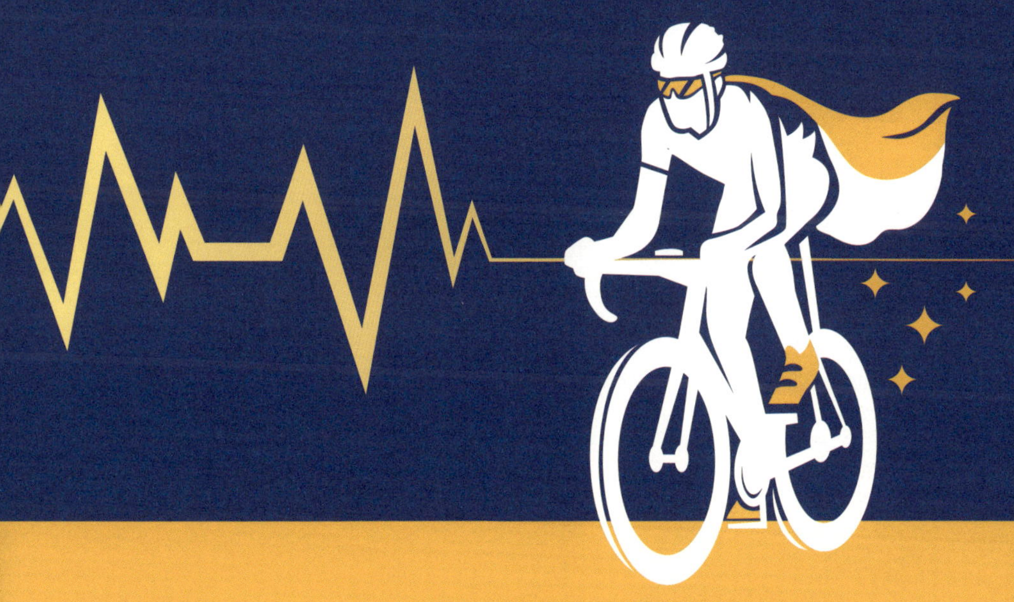

3장

수익률 최고의
신체 건강 투자상품

나이가 들수록 운동은 '열정'보다 '전략'의 영역이 됩니다. 열정만 앞세운 무리한 질주는 오히려 독이 되기 때문입니다. 그런 의미에서 자전거는 중장년의 신체가 마주한 한계를 가장 효과적으로 돌파하는 '최적의 전략 자산'입니다.

자전거의 가장 큰 장점은 안전한 강인함에 있습니다. 체중의 하중을 안장이 분산하여 무릎 관절은 보호하면서도 허벅지와 엉덩이의 대근육은 폭발적으로 단련합니다. 이는 노화의 최대 무서운 적이라 불리는 근감소증을 막아내는 강력한 방어선이 됩니다.

효과는 근육에서 멈추지 않습니다. 힘차게 돌아가는 페달링은 심장을 다시 뛰게 하여 심폐지구력과 폐 기능을 전성기 수준으로 끌어올립니다. 뇌세포를 깨워 정신을 맑게 가꿔줍니다. 다른 운동들이 관절을 소모하며 체력을 얻을 때, 자전거는 오히려 관절을 보호하며 전신의 생명력을 재건합니다.

　왜, 수많은 운동 중 유독 자전거를 중장년의 인생 운동으로 꼽을까요? 가장 적은 부상 위험으로 가장 확실한 회춘의 결과를 가져다주기 때문입니다. 따라서 자전거는 중장년 최고의 건강투자 상품이라고 할 수 있습니다. 이제 노화라는 내리막길에서 벗어나 새로운 인생의 오르막을 힘차게 오를 시간입니다.

관절 리스크는 Down,
근육 자본은 Up

나이가 들수록 건강을 지키기 위한 운동은 선택이 아닌 필수가 됩니다. 그러나 중장년층이 운동을 망설이는 가장 큰 이유는 바로 무릎 관절의 부담 때문입니다. "걸으면 오히려 무릎이 더 아프다."는 이유로 쉽사리 운동을 시작하지 못하는 분들이 의외로 많습니다.

혹시, 걷기나 달리기가 관절에 얼마나 큰 충격을 주는지 알고 계시나요?

연골을 파괴하는 체중 부하 운동

걷기나 달리기 등 우리가 다리를 움직이는 행위는 발목, 무릎, 고관절에 많은 스트레스를 가하게 됩니다. 평지를 걸을 때 무릎에 가해지는 체중 부하는 일반적으로 자기 체중의 약 2~3배 수준으로 알려져 있습니다. 달리기할 때는 체중의 4~8배나 되는 부하가 치솟게 됩니다.

이 반복적인 충격은 단순히 '눌리는 힘'이 아닙니다. 연골을 얇게 깎아내고 뜯어내는 듯한 해로운 힘, 바로 전단 응력(Shear Stress)[12]의 형태로 작용합니다. 이 전단 응력이야말로 연골을 빠르게 마모시키고 퇴행성 관절염을 악화시키는 주요 원인이 됩니다.

관절을 보호하는 자전거

자전거는 단순히 다리를 움직이는 운동이 아닙니다. 비 체중 부하(Non-Weight Bearing) 원리로 무릎과 관절에 가해지는 물리적 충격을 차단하고 생화학적 활성화를 극대화하는 관절 보호 운동입니다. 무릎 관절의 안정성은 높이면서도 충격 부하를 혁신적으로 줄이는 '맞춤형 운동'인 것입니다.

① 관절 충격 부하 90% 이상 차단

자전거 안장에 앉는 순간 우리의 무릎은 해방됩니다. 자전거를 타면 전체 체중의 40% 정도가 안장에 전달됩니다. 나머지도 핸들바(20%)와 페달(40%)로 분산됩니다. 무릎에 전해지는 충격이 마법처럼 분산되는 것입니다.

이에 따라 무릎 관절에 가해지는 충격 부하는 놀랍게도 걷기의 1/30, 달

---

[12] 전단 응력은 물체의 단면에 평행하게 작용하는 힘(전단력)에 의해 물체 내부에 발생하는 단위 면적당 저항력이다. 물체에 외력이 작용할 때, 그 힘을 물체의 표면에 수직인 성분과 평행한 성분으로 나눌 수 있다. 이 중 힘의 평행 성분(전단력)에 의해 발생하는 응력이 바로 전단 응력이다.

리기의 1/100 수준으로 현저히 낮아집니다. 충격 부하의 획기적인 감소가 이뤄지는 것입니다.

이는 자전거가 충격을 수직으로 가하는 대신에 관절이 부드러운 회전 운동만을 하도록 유도하기 때문입니다. 이 회전 운동 시에 발생하는 힘은 연골을 깎아내는 전단 응력이 아닌 관절의 정상 기능에 필요한 압축 응력(Compressive Stress)[13]의 형태로 작용합니다. 압축 응력은 연골에 손상을 주지 않으면서도 안정성을 높입니다. 마치 관절이 물속에서 부력을 이용해 움직이는 듯한 무중력 상태를 조성합니다.

특히 무릎 통증 때문에 걷기나 계단 오르기가 힘든 퇴행성 관절염 초기 및 중기 환자에게 자전거는 확실하고 안전한 재활 도구가 됩니다. 자전거를 타면 허벅지 앞쪽 대퇴사두근과 뒤쪽 햄스트링 근육이 발달합니다. 이 근육들은 무릎 관절 주변의 안정성을 높여줍니다.

무릎 주변 근육(대퇴사두근, 햄스트링 등)을 강하게 단련하여 관절의 안정성을 높여주면서도, 통증을 유발하는 충격은 최소화하는 최적의 밸런스를 만들어 줍니다. 자전거가 바로 퇴행성 관절염 환자들에게 재활의 골든타임을 제공하는 것입니다.

---

13) 압축 응력은 물체에 가해지는 외력에 의해 물체의 단면이 눌리거나 수축할 때, 물체 내부에 발생하는 단위 면적당 저항력이다. 물체의 단면에 수직으로 작용하는 힘 중에서 물체를 압축(누르는) 방향으로 작용하는 힘에 대항하여 생기는 내부 저항력이다.

② 연골의 '천연 윤활유' 활성화

연골은 혈관이 없어 스스로 영양분을 공급받지 못하는 고립된 조직입니다. 연골 건강은 오직 관절 주머니 속의 활액(Synovial Fluid)에 달려 있습니다. 활액은 연골에 영양을 공급하고 노폐물을 배출하는 유일한 통로이자 관절 마찰을 줄이는 천연 윤활유 역할을 합니다.

자전거는 이 필수적인 활액 순환 시스템을 폭발적으로 활성화합니다. 규칙적이고 부드러운 페달링 동작은 무릎 관절을 꾸준히 움직여 활액 분비를 최대치로 끌어올립니다. 활액 분비의 극대화가 이뤄지는 것입니다.

페달을 밟을 때 발생하는 부드러운 압력 변화는 마치 스펀지를 짜는 듯한 펌핑 작용을 촉진합니다. 이 작용으로 연골 내부의 노폐물은 활액으로 밀려 나가고 활액 속의 풍부한 영양분이 연골로 흡수됩니다.

이 순환 시스템이 활발해질수록 연골 세포의 생존력은 높아지고 마모 속도는 늦춰집니다. 자전거는 손상된 연골을 재생시키지는 못합니다. 그러나 남아 있는 연골의 수명을 최대한 늘리고 통증 없이 하체 근력을 강화할 수 있는 핵심 메커니즘인 것입니다.

결론적으로 자전거는 중장년을 위한 운동 과학의 정점에 있다고 할 수 있습니다. 자전거는 관절에 가해지는 물리적 충격(전단 응력)은 최소화하는 동시에, 연골 건강에 필수적인 생화학적 순환(활액 펌핑)은 최대화합니다. 과학적으로 설계된 중장년 최고의 맞춤 운동인 것입니다.

근감소증이 초래하는 심각한 '대사 위기'

우리 몸의 근육은 신체를 움직이기 위한 도구만이 아닙니다. 근육은 제2의 심장이자 기초대사량과 혈당 조절 능력을 책임지는 생명 유지 시스템의 핵심 엔진입니다. 특히 하체 근육은 이 엔진의 70% 이상을 차지합니다.

40대를 기점으로 시작되는 근감소증(Sarcopenia)은 이 엔진을 급격히 멈춰 세우는 가장 위험한 노화 현상입니다. 근감소증은 노화에 따른 근육량의 감소와 근력 및 근육 기능 저하를 의미합니다. 근감소증은 독립된 하나의 질환으로 인정받아 질병코드로 등록이 된 공식 질병입니다.

근육량 감소는 생각보다 훨씬 더 심각한 전신적 대사 기능 저하를 의미합니다. 근육량은 40세 이후부터 감소하기 시작해 50세 이후에는 매년 1~2%씩 감소하는 것으로 알려져 있습니다. 근육량이 감소하면 다음과 같은 결과를 초래합니다.

첫째, 기초대사량의 급격한 붕괴입니다. 근육은 체내에서 칼로리를 가장 많이 소모하는 에너지 소비 공장입니다. 이 공장의 규모가 줄어들면 우리 몸은 자연히 에너지를 적게 쓰는 상태로 전환됩니다. 그 결과, 기초대사량이 낮아져 물만 마셔도 살이 찌는 체질로 변하며, 비만·고혈압·고지혈증을 유발하는 대사 증후군의 핵심 기전이 됩니다.

둘째, 인슐린 저항성 급증입니다. 하체 근육은 체내 포도당의 약 70~80%를 저장하고 사용하는 '혈당 창고'입니다. 근육이 줄어들게 되면 우리 몸의 포도당 처리 능력이 급격히 떨어져 인슐린이 제 기능을 하지 못하는 인슐린 저항성이 높아집니다. 이는 제2형 당뇨병 발병 위험을 급격히 증가시키는 직접적인 요인으로 작용합니다.

근감소증이 있는 경우 각종 신체기능이 약화되고 일상생활 능력이 3배 저하됩니다. 낙상 위험은 3.5배, 골절 가능성은 2~3배, 입원율은 1.6배, 사망률은 약 3~4배 증가하는 것으로 보고된 바 있습니다.

이처럼 근감소증은 단순한 노화가 아니라 우리 생명을 위협하는 대사 위기로 작용합니다. 이에 대한 최적의 솔루션은 관절에 무리를 주지 않으면서 가장 크고 중요한 하체 근육을 효율적으로 단련하는 자전거입니다. 자전거로 근감소증을 예방하는 것은 체력 유지를 넘어 노후 건강을 위한 가장 확실한 재테크가 됩니다.

'360도 페달링'으로 대형 근육군을 통합 단련

자전거는 인체에서 가장 크고 중요한 대형 근육군, 즉 허벅지 앞의 대퇴사두근, 뒤쪽의 햄스트링, 그리고 엉덩이의 대둔근을 균형 있게 강화합니다. 이 근육군을 키우면 대사량이 높아져 건강하게 살이 빠지는 체질로 바뀝니다. 또한 혈당을 가장 효과적으로 소모하여 당뇨병 예방 및 관리에 탁월한 효과를 발휘합니다.

자전거 페달링 = 숨어 있는 근육까지 깨우는 통합 운동

자전거 페달링은 발이 360도를 회전하는 동안 하체 근육 전체를 톱니바퀴처럼 차례대로 사용하는 통합 단련 프로그램입니다. 이 4단계 과정을 이해하면 운동 효과를 극대화할 수 있습니다.

4단계 과정은 ①하강 ②최저점 통과 ③상승 ④최고점 통과 순서로 반복 진행됩니다. 다음 표는 각 단계별 방향과 주요 근육 동원 및 역할, 이에 따른 건강 효과를 보여줍니다.

자전거 페달링 각 단계별 근육 동원 및 건강 효과

단계	방향 (시계)	주요 근육 동원	건강 효과
1. 하강 (Push Down)	12시~5시	대퇴사두근, 대둔근	대퇴사두근 및 대둔근 강화
2. 최저점 통과 (Scrape)	5시~7시	종아리 근육	발목과 종아리 근육 강화
3. 상승 (Pull Up)	7시~11시	햄스트링, 장요근 (고관절 굴근)	걷기나 일반 운동으로 단련하기 힘든 허벅지 뒤쪽 근육과 코어 근육 강화
4. 최고점 통과 (Recovery)	11시~12시	햄스트링/장요근 이완	다음 하강을 위한 부드러운 전환 및 근육의 유연성 확보

특히, 자전거는 페달을 끌어 올리는 상승 단계(Pull Up)에서 햄스트링과 장요근[14]을 균형 있게 강화합니다.

관절 안정성을 개선하는 '맞춤형 근력 강화'

자전거는 앞에서 설명한 각종 효과뿐만 아니라 관절의 안정성을 직접 개선하는 재활 메커니즘을 가지고 있습니다.

첫째, 무릎을 보호하는 '키퍼'인 VMO(빗섬유)를 집중적으로 단련합니다.

---

[14] 장요근은 허리에서 골반을 지나 허벅지 뼈까지 이어지는 근육이다. 고관절을 굽힐 때 주로 사용되며 상체를 곧게 세우는 역할도 한다. 장요근이 짧아지거나 약해지면 허리와 무릎 통증으로 이어질 수 있다.

허벅지 앞쪽에 있는 대퇴사두근은 네 개의 근육으로 구성됩니다. 그중 무릎뼈(슬개골) 안쪽을 잡아주는 내측광근의 빗섬유(VMO, Vastus Medialis Oblique)는 무릎 관절 안정성에 결정적인 영향을 미칩니다. VMO가 약해지면 슬개골이 밖으로 밀려 나와 무릎 연골 마모를 가속화합니다.

자전거의 반복적이고 부드러운 페달 회전 운동은 VMO를 선택적으로 강화하여 슬개골이 바른 궤적으로 움직이도록 유도합니다. 이는 무릎 주변의 부담을 줄이고 연골 마모를 최소화하여 관절 통증 완화에 직접적인 도움을 줍니다.

둘째, 비 충격성 저항 운동의 혁신입니다.

자전거는 관절에 충격을 주지 않으면서도 기어 변속을 통해 근육에 매우 높은 저항(Resistance)을 줄 수 있는 이상적인 형태의 근력 운동입니다. 높은 케이던스[15](가벼운 기어)는 페달을 가볍게 돌리도록 하여 유산소 운동 효과 및 지구력을 극대화합니다. 낮은 케이던스(무거운 기어)는 페달링의 부하를 높여 근력 및 근 비대 효과를 극대화합니다.

이처럼 충격 없이 근육에 부하를 가하는 운동이야말로 중장년이 통증 없이 근감소증을 예방하고 대사 기능을 개선하는 최고의 방법인 것입니다.

---

[15] 케이던스(Cadence)는 1분당 페달 회전수(RPM)를 말한다. 자전거를 탈 때 페달을 얼마나 빠르게 돌리는지를 나타내는 지표이다.

자전거는 단순한 이동 수단이 아니라 우리의 하체 근육을 재건하고 노후 건강을 지키는 과학적인 헬스 기구인 셈입니다.

노화되는 심혈관과
두뇌 자산을 재구축한다

자전거는 심장 박동수를 조절하고 혈관을 청소하며, 뇌의 기억 중추까지 재생시키는 마법의 묘약입니다. 노후 건강에서 가장 근본이 되는 심혈관과 두뇌 건강을 혁신적으로 개선하여 우리 몸을 젊게 되돌리는 회춘의 특효약인 것입니다.

자전거는 우리 몸의 순환 및 호흡 시스템을 가장 확실하게 변화시키는 유산소 운동 중 하나입니다. 꾸준한 라이딩은 심장을 더욱 강력하고 효율적인 '최강의 펌프'로 재탄생시킵니다. 노년기의 건강 위험으로부터 심장을 보호하는 견고한 방어막을 구축합니다.

심장의 펌프 기능 혁신적 증대

자전거는 인체의 핵심 엔진인 심장을 혁신적으로 변화시킵니다. 이 변화의 핵심은 심박출량(Stroke Volume)의 증대입니다. 심박출량은 심장이 한 번 수축할 때 대동맥으로 내보내는 혈액의 양을 의미합니다.

장시간 지구성 운동인 자전거는 심장이 더 많은 양의 혈액을 처리하도록 단련합니다. 좌심실이 더 많은 혈액을 채울 수 있도록 공간(내경)이 확장되게 하는 동시에 더 강력하게 수축하는 능력을 발달시킵니다. 결과적으로 단련되지 않은 심장보다 훨씬 더 많은 혈액을 한 번의 펌프질로 전신에 공급할 수 있게 됩니다.

이러한 효율성 증가는 안정 시 심박수(Resting Heart Rate)의 감소로 나타납니다. 심장이 한 번에 더 많은 혈액을 내보내기 때문에 같은 양의 산소화된 혈액을 전신에 보내기 위해 심장은 더 적게 박동해도 되는 것입니다.

지속적으로 자전거를 타는 라이더의 안정 시 심박수는 분당 40~50회 이하로 측정되기도 합니다. 이는 심장이 평생 기간 박동하는 횟수를 최소화하여 에너지를 보존하는 가장 확실한 생리학적 증거입니다. 낮은 안정 시 심박수는 심장이 가장 효율적으로 기능하는 상태를 반영합니다.

좌심실 벽의 탄력 있는 리모델링 유도

자전거와 같은 지구성 운동은 심장 근육, 특히 전신에 혈액을 뿜어내는 좌심실 벽에 구조적인 변화를 유도합니다. 이 변화는 '생리적 심근 비대'라고 불리며 질병으로 인해 발생하는 병리적 심장 비대와는 완전히 다릅니다.

생리적 심근 비대는 좌심실 내부 공간이 확장되는 동시에 심실 벽이 탄력적으로 두꺼워지는 편심성 비대의 형태를 띠는 것이 특징입니다.

이러한 리모델링을 통해 심장은 더 많은 양의 혈액을 수용할 수 있도록 탱크 용량을 늘리게 됩니다. 이와 동시에 혈액을 강력하게 내뿜을 수 있는 수축 능력까지 함께 향상시킵니다.

'심장 예비력' 구축

자전거를 통해 확보된 심장의 지구력과 효율성은 나이가 들어가면서 발생할 수 있는 치명적인 심혈관계 질환 위험을 줄이는 핵심적인 방어 기제로 작용합니다.

규칙적인 유산소 운동은 심장 예비력(Cardiac Reserve)을 구축해 줍니다. 심장 예비력은 심장이 평소의 안정 상황이 아닌 스트레스나 질병, 또는 갑작스러운 신체적 변화에 직면했을 때 이를 견뎌낼 수 있는 능력입니다.

꾸준히 단련된 심근은 노화가 진행되더라도 평균 이상의 펌프 효율을 유지할 수 있는 튼튼한 기반이 됩니다. 자전거는 체력 증진을 넘어 건강하고 활동적인 노년을 위해 확실한 심장 보험을 드는 것과 같습니다.

혈관 청소 및 탄력성 복원

자전거가 혈관 건강에 기여하는 과학적 메커니즘은 바로 산화질소(NO, Nitric Oxide) 분비의 활성화입니다. 산화질소(NO)는 혈관 자체를 젊고 유연하게 되돌리는 천연 치료제로 혈관을 청소하고 혈관의 탄력성을 높여 주는 물질입니다. 산화질소는 고혈압, 동맥경화, 뇌졸중 등 심혈관 질환 위험을 크게 낮추는 근본적인 해결책입니다. 산화질소는 성 기능 개선, 운동 능력 향상, 면역력 증진, 노화 예방 등의 기능도 있습니다.

자전거가 산화질소 분비를 촉진하는 메커니즘은 다음과 같습니다. 페달링 운동으로 전신에 혈액이 빠르게 흐르게 되면 혈관 안쪽 벽을 이루는 혈관 내피세포에 강한 흐름의 압력, 즉 전단 응력(Shear Stress)이 발생합니다. 이 전단 응력은 내피세포를 자극하여 강력한 혈관 확장 물질인 산화질소 분비를 폭발적으로 촉진하게 됩니다.

이처럼 자전거는 막혀가는 수도관을 청소하고 새 호스로 교체하는 것처럼 중장년에게 근본적인 '혈관 리셋'을 가능하게 해줍니다.

두뇌의 노화를 차단

자전거는 두뇌에 산소와 영양분을 공급할 뿐만 아니라 뇌 신경 자체를 성장시키는 환경을 조성합니다. 운동을 통해 뇌로 공급되는 혈류량이 늘어나면 뇌세포의 성장과 분화, 생존을 돕는 단백질인 '뇌유래신경영양인자(BDNF)' 분비가 촉진됩니다.

또한, 뇌의 용량과 기능을 강화하여 뇌 손상이나 퇴행성 변화(치매 등)가 발생하더라도 인지 기능을 정상 수준으로 유지하게 해주는 인지예비력을 확보해줍니다. 인지예비력은 특히 중장년에게 매우 중요합니다.

높은 인지예비력은 뇌세포 손상을 보완해 치매가 찾아오는 시기를 늦추거나 위험을 줄이는 데 결정적 역할을 합니다. 중년기에 주로 발생하는 경도인지장애가 치매로 발전하는 것을 방지하는 핵심 요인이 됩니다. 대개 중년 이후부터는 뇌 노화로 인해 기억력, 집중력, 반응 속도 등 인지 기능이 급격히 떨어지는 경향이 있습니다. 꾸준한 운동 등 중년기의 노력이 뇌의 탄력성을 높여 미래의 뇌 건강을 좌우합니다. 높은 인지예비력은 정신 건강과도 연관되어 있어 중년기의 스트레스 수준을 낮추고 감정을 조절하는 데 도움을 줍니다.

결론적으로, 인지예비력은 뇌 건강을 미리 저축한다는 관점에서 중년기부터 관리해야 하는 핵심 요소인 것입니다.

내 몸의 핵심 엔진,
심폐 시스템을 최적화하라

자전거는 노화로 인해 저하되기 쉬운 심폐기능 시스템을 체계적으로 재건하는 강력한 유산소 운동 중 하나입니다. 중장년기에 접어들면 심장 근육의 탄력성이 줄어들고 폐의 호흡 능력이 감소하기 시작합니다. 자전거는 이러한 퇴행적 변화를 늦춰주는 것은 물론이고, 오히려 기능을 향상하는 핵심 기제로 작용합니다.

심폐지구력의 비약적 강화

심폐지구력은 전신 건강의 척도입니다. 자전거는 체내 산소 공급 시스템을 다음의 2가지 핵심 기전을 통해 혁신합니다.

첫째, 혈액 내 산소운반 능력을 극대화합니다. 지속적으로 페달링을 하면 우리 신체의 산소 요구량이 높아집니다. 우리 몸은 이에 대응하기 위해 산소를 운반하는 핵심 단백질인 헤모글로빈을 더 많이 생성합니다. 또한 적혈구 생성을 증가시키고 적혈구가 효율적으로 활동하도록 자극합니다. 결과적으로 똑같은 호흡으로도 더 많은 산소를 온몸 구석구석, 특히 뇌와 주요 장기로 전달하는 '고효율 혈액 시스템'을 구축하게 됩니다.

둘째, 최대산소섭취량(VO₂max)을 증가시킵니다. 심폐 능력을 측정하는 가장 과학적인 지표인 최대산소섭취량은 페달링을 통해 눈에 띄게 향상됩니다. 특히 고강도 인터벌 트레이닝(HIIT)이나 스프린트 인터벌(SIT)은 심장을 더 크고 튼튼하게 만들어 줍니다. 그 결과, 심장이 한 번 뛸 때 내뿜는 혈액량인 1회 박출량이 증가합니다. 단련된 심장은 산소를 더 빠르게 근육에 전달하여 장시간 고강도 활동에도 지치지 않는 체력의 근간이 됩니다.

폐 기능의 혁신적 향상

폐활량은 선천적 요인에 의해 기본적인 크기가 결정되지만 후천적 노력과 운동으로 향상시킬 수 있습니다. 폐 주변 근육과 호흡 기능 단련을 통해 폐의 기능적 용량을 늘릴 수 있습니다. 자전거는 폐포 기능 향상, 산소 운반 효율 향상, 호흡근육 강화 등을 통해 폐 기능 효율성과 전반적인 건강 개선에 긍정적인 영향을 줍니다.

첫째, 폐포(허파꽈리)의 가스 교환 기능을 높입니다. 폐의 가장 깊숙한 곳에 있는 폐포는 산소와 이산화탄소가 교환되는 장소입니다. 자전거와 같은 꾸준한 유산소 운동은 잠자고 있던 폐포들을 활성화하고 혈관과의 접촉 면적을 넓혀 가스 교환 효율을 높입니다.

둘째, '호흡근육'을 단련합니다. 폐 자체에는 스스로 움직이는 근육이 없습니다. 따라서 폐를 움직여 호흡작용을 하도록 도와주는 호흡근육이 필요합니다. 자전거는 횡격막과 늑간근 등 폐를 움직이는 호흡근육을 단련시킵니다. 근육이 튼튼해지면 적은 힘으로도 깊고 안정적인 호흡이 가능해져 일상에서의 숨 가쁨 현상이 눈에 띄게 줄어듭니다.

셋째, 호흡기 질환 개선 효과가 있습니다. 만성 폐쇄성 폐질환(COPD) 환자를 대상으로 한 연구에 따르면, 4주간의 규칙적인 실내 자전거 운동만으로도 폐 기능 매개변수인 강제폐활량(FVC)[16]이 유의미하게 증가했습니다. 이는 호흡기 질환자나 비활동적인 중장년층에게 자전거가 단순한 운동을 넘어 치료적 대안이 될 수 있음을 시사합니다.

중장년 삶의 질을 바꾸는 '경제적 유산소 운동'

자전거는 관절에 무리를 주지 않으면서도 심폐기능을 극대화할 수 있는 거의 유일한 운동입니다. 만성질환자에게는 운동 능력을 회복하는 사다리가 되고 건강한 중장년에게는 노화의 속도를 늦추는 강력한 방패가 됩니다. 폐 기능을 개선하고 신체 적합성을 높이는 것은 결국 활기찬 노후와 직

---

16) 강제폐활량은 최대한 숨을 들이마신 후 최대한 빠르고 세게 끝까지 내쉰 총 공기량을 말한다. 주로 폐 기능 검사에서 폐의 크기와 호흡 능력을 평가하는 핵심 지표로 사용된다.

결되는 가치 있는 투자입니다.

　자전거는 심장과 폐라는 인체의 핵심 엔진을 효율적으로 향상하는 고수익 저비용 투자입니다. 페달링은 하체 대근육을 쉼 없이 움직입니다. 이 과정에서 심장은 더 많은 혈액을 펌프질하고 폐는 산소 교환 효율을 극대화합니다. 중장년기에 접어들어 급격히 떨어지는 심폐지구력을 끌어올리는 것은 심폐 관련 질병을 방어하는 선제적인 활동입니다.

　또한 자전거는 운동 시간 대비 칼로리 소모량과 심폐 강화 효율이 뛰어나 시간의 가성비를 극대화합니다. 달리기나 등산은 체중 부하로 인해 관절 소모라는 기회비용이 발생합니다. 하지만 자전거는 관절 소모 없이 심폐기능을 강화할 수 있습니다. 회복 탄력성이 낮아진 중장년에게 중단 없는 운동을 보장하여 건강 자산을 복리로 쌓아 올리게 하는 것입니다.

　심폐 시스템 최적화는 단순히 오래 사는 것을 넘어 숨 가쁨 없이 계단을 오르고 원하는 곳을 스스로 이동할 수 있는 신체적 자유를 의미합니다. 오늘 투자하는 한 시간의 페달링은 훗날 병실에 누워 지출해야 할 간병비와 약값을 저축하는 것과 같습니다. 활기찬 에너지를 바탕으로 제2의 인생을 설계할 수 있는 가장 확실한 종잣돈이 됩니다.

자전거는 지속 가능한 고수익 투자상품

중장년 건강관리의 중점은 "얼마나 강하게 운동하느냐?"가 아닙니다. "얼마나 지속 가능하며, 부상을 방지하고 노화로 인한 신체 변화에 효율적으로 대응하느냐."에 초점을 맞춰야 합니다. 중장년에게 운동은 단순한 건강관리가 아니라 생존을 위한 투자입니다.

하지만 의욕만 앞선 운동은 오히려 관절 손상이나 급격한 피로를 불러와 건강수명을 단축하기도 합니다. 스포츠의학적 관점에서 자전거와 달리기, 등산을 비교했을 때, 왜 자전거가 중장년의 건강수명을 위한 가장 탁월한 선택인지를 분석했습니다.

관절 '보존'과 '재생' 사이의 완벽한 균형 유지

중장년기 건강수명을 위협하는 최대의 적은 바로 퇴행성 관절염입니다. 신체 활동의 근간인 무릎과 고관절 연골은 소모성 조직입니다. 기계 부품처럼 쓸수록 닳아 없어지지만 한 번 마모되면 결코 재생되지 않습니다. 퇴행성 관절염은 보행의 자유를 앗아가게 됩니다. 결국 활동량이 줄어들고 만성질환 악화로 이어져 노년기 독립적인 삶을 무너뜨리게 됩니다.

관절 보존 차원에서 달리기와 등산은 한계가 있습니다. 달리기는 체중의 4~8배에 달하는 충격이 무릎에 반복적으로 가해집니다. 등산 또한 하산 시 자기 체중의 몇 배나 되는 하중이 관절을 압박합니다. 운동을 하면 할수록 관절 수명을 깎아내리는 결과를 초래할 수 있습니다.

이에 반해 자전거는 관절 보호에 혁신적인 안전성을 갖고 있습니다. 자전거는 체중 부하가 거의 없는 비체중 부하 운동입니다. 관절 표면의 마찰은 최소화하면서 페달링을 통해 관절액 순환을 도와 연골에 영양을 공급합니다. 관절 건강을 약화시키는 것이 아니라 관절 주변 근육을 강화하여 관절을 보호하는 역할을 하는 것입니다.

하체 근육을 효율적으로 강화

건강수명을 위협하는 3대 질병 중 하나인 당뇨병은 중장년의 건강수명을 위협하는 3대 질병 중 하나입니다. 당뇨병은 신체의 '당분 저장소'인 근육량, 특히 하체 근육량과 직접적인 상관관계를 맺습니다. 우리 몸이 섭취한 음식물 속 당분의 70% 이상은 하체 근육에서 소비되고 처리됩니다.

마라톤을 비롯한 장거리 달리기는 근육 비대보다는 근지구력 향상에 초점이 맞춰져 있으며 관절에 부담을 준다는 약점이 있습니다. 등산은 하체 근육 강화에는 좋지만 관절에 많은 부하를 준다는 단점이 있습니다.

그러나 자전거는 관절에 체중 부하를 주지 않으면서 강력한 저항 운동이 가능하므로 무릎이 약한 중장년이 하체 근육을 늘리기에 가장 효율적입니다. 게다가 운동 강도 조절이 매우 쉽습니다. 중장년층이 부상 위험 없이 중강도 이상의 운동을 지속하여 근육 내 글리코겐을 소비하고 인슐린 저항성을 개선하기에 가장 적합한 운동입니다.

심혈관 부하를 안정적으로 관리

급격한 심박수 변화는 엔진이 노후화된 자동차에 무리하게 가속 페달을 밟는 것과 같아서 중장년의 심혈관계에 치명적인 부담을 안겨줄 수 있습니다. 특히 달리기와 같은 체중 부하 운동은 자기 객관화가 어려운 상태에서 본인 체력을 넘어서는 과부하가 걸리기 쉽습니다.

등산도 등산로의 경사도와 굴곡에 따라 심박수가 예측 불가능하게 요동치며 심장에 갑작스러운 충격을 가할 수 있습니다. 이러한 불규칙적인 부하는 혈관 내벽에 스트레스를 주어 예기치 못한 심혈관 사고의 도화선이 되기도 합니다.

반면에 자전거는 기어 변속이라는 제어 장치를 통해 운동 강도를 과학적으로 조절할 수 있는 유일한 유산소 운동입니다. 오르막을 만나더라도 적절한 기어비를 선택하여 목표 심박수를 일정하게 유지할 수 있습니다. 심장에 무리를 주지 않고도 심폐지구력을 안정적으로 향상시킬 수 있는 것입니다.

이처럼 통제된 환경 속에서의 꾸준한 페달링은 혈관의 탄력성을 회복시켜 혈압 관리에 도움을 줍니다. 심장마비나 뇌졸중 위험을 획기적으로 낮추면서도 심장의 펌프 기능을 젊은 시절로 되돌리는 확실한 비결이 됩니다.

척추 건강과 체형 교정의 이점도 제공

중장년기 건강수명을 해치는 대표적 고질병 중 하나인 척추관 협착증이나 만성 요통 환자들에게도 자전거는 훌륭한 대안이 됩니다. 척추관이 좁아진 환자들은 달리기나 등산을 할 때 신경이 압박을 받아 심한 방사통을 느끼며 활동에 제약을 받기 쉽습니다.

그러나 자전거를 탈 때 상체를 살짝 앞으로 숙인 자세는 좁아진 척추관 공간을 일시적으로 확장하여 신경의 압박을 줄이는 효과가 있습니다. 따라서 통증을 완화하면서 고강도 심폐 운동을 지속할 수 있도록 해줍니다. 통증 때문에 운동을 포기해야 했던 환자들에게 신체 능력을 회복할 수 있는 탈출구가 되어줍니다.

자전거의 페달링 동작은 복부 코어와 하체를 잇는 핵심 근육인 장요근도 체계적으로 단련합니다. 장요근은 척추의 안정성을 유지하고 직립 보행 시 몸의 중심을 잡아주는 역할을 합니다. 페달을 끌어올리고 미는 반복적인 과정에서 장요근이 강화되면 무너졌던 신체 밸런스가 바로잡히게 됩니다.

결국 꾸준한 자전거 타기는 구부정해진 자세를 교정함과 동시에 보행의 안정성을 획기적으로 높입니다. 노년기 낙상사고를 예방하고 당당한 직립 보행의 품격을 유지하게 만드는 과학적인 처방전이라 할 수 있습니다.

즐거운 라이딩이 만드는 지속 가능성

건강수명은 단기간의 고강도 운동이 아니라 장기간의 꾸준한 운동에서 눈에 띄게 늘어납니다. 달리기는 관절과 근육의 피로도가 높아 매일 달리는 것이 어렵고 다리에 조그만 부상이 있어도 장시간 쉬어야 합니다. 등산 역시 관절과 근육 피로 때문에 매일 하기 어렵습니다.

그러나 자전거는 회복 속도가 빠르고 신체적 스트레스가 적어 매일 수행할 수 있는 생활 밀착형 운동입니다. 등산은 산이라는 특정 장소로 이동해야 하는 시간적 공간적 제약이 있지만 자전거는 집 문밖을 나서는 순간 바로 시작됩니다.

다른 운동과 비교해 활동 반경이 큰 자전거는 먼 거리를 이동하며 새로운 풍경을 접하는 즐거움도 줍니다. 이는 중장년기에 정서적 활력을 제공하여 우울감 해소에 큰 도움을 줍니다. 운동을 지속적으로 할 수 있게 만드는 유인책으로도 작용합니다.

자전거·달리기·등산의 운동 효과 비교

비교 지표	자전거	달리기	등산
관절 소모량	최저(안전)	매우 높음	높음(내리막)
허벅지 근육 발달	최고(당뇨 예방)	보통	우수
심장 부하 조절	용이(안정적)	어려움	불규칙함
부상 회복 기간	짧음	긺	보통
평생 지속 가능성	매우 높음	보통	보통

중장년의 건강수명을 늘리기 위한 최우선 과제는 부상 없이 하체 근육을 지키는 것입니다. 달리기는 심폐기능에 좋고 등산은 정서에도 좋지만, 무릎과 허리가 버텨주지 못한다면 그 효과는 신기루와 같습니다. 자전거는 신체적 충격을 최소화하면서도 인체의 엔진인 하체 근육과 심폐기능을 동시에 강화할 수 있는 가장 과학적인 노화 방지 솔루션입니다.

4장

병원비 제로를 설계하는
자전거 자산

노후 경제의 가장 큰 적은 인플레이션이 아니라 '의료비 폭탄'입니다. 앞에서 보았듯이 대한민국 국민 1인당 평생 의료비는 약 2억 5,000만 원에 육박합니다. 그중 절반 이상이 은퇴 이후인 65세 이후에 집중됩니다. 벌어둔 자산이 병원비로 고스란히 증발하는 노후 파산의 위기 앞에서 자전거는 가장 수익률 높은 기대 자산이 됩니다.

자전거는 시간과 돈을 동시에 벌어다 주는 최고의 도구입니다. 많은 그린피와 장비 비용이 드는 골프와 비교하면 자전거는 쉽게 시작할 수 있으면서 전신 건강을 회복하는 경제성이 압도적입니다. 또한 출퇴근이나 이동 시간을 운동 시간으로 만드는 시테크(Time-Tech) 효과는 바쁜 현대인에게 무엇과도 바꿀 수 없는 여유 시간을 제공합니다.

페달을 밟는 것은 매달 빠져나가는 약값과 치료비를 미래의 여행 자금과 생활비로 전환하는 과정입니다. 자전거는 우리의 건강을 지키는 보루이자,

은퇴 후 통장 잔고를 방어하는 가장 강력한 재테크 수단이 될 것입니다. 이 장에서는 자전거가 어떻게 중장년의 가계부를 혁신하고 100세 시대 경제적 자유를 완성하는지 구체적인 수치를 보여드립니다.

노후 자산의 블랙홀:
은퇴 후 예상 의료비의 실체

은퇴 후의 삶, 노년기를 위협하는 근본적인 위험 요소는 단순히 수명이 길어지는 '장수(長壽) 리스크'가 아닙니다. 건강을 잃고 치료에 막대한 비용을 지출해야 하는 '건강 리스크'입니다. 이는 개인과 가계의 재정을 붕괴시키는 '경제 리스크'로 직결됩니다. 건강을 잃으면 소득은 사라지고 지출만 증가하는 재앙이 초래될 수 있습니다.

국민건강보험공단의 『2024년 건강보험통계연보』에 따르면 2024년 노인(65세 이상) 진료비는 52조 1,935억 원으로 전년 대비 6.7% 증가했습니다. 전체 건강보험 적용인구의 18.9%인 노인 인구 진료비가 전체 인구 진료비의 절반 가까이 차지했습니다. 특히 65세 이상 인구의 1인당 연평균 진료비는 551만 원으로 전체 평균 226만 원의 2배 이상이었습니다. 이 지출은 나이가 들수록 급증하는 양상을 보입니다. 이 증가세의 중심에는 만성질환이 있습니다.

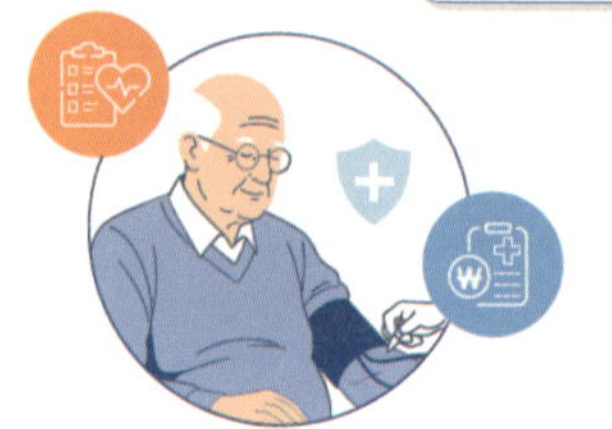

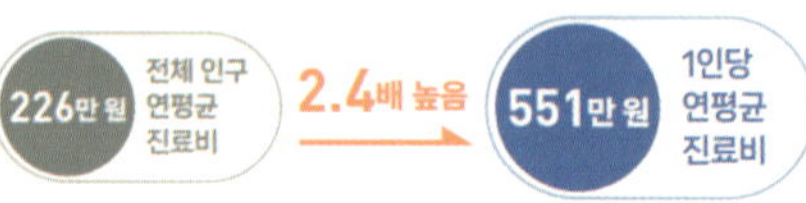

65세 이상 고령자 1인당 연평균 진료비

※ 출처 : 질병관리청, 『2025 만성질환 현황과 이슈』

만성질환을 3개 이상 보유하여 복용 약물이 많은 다제약물 복용 노인 환자의 연평균 의료비 지출액은 비만·고혈압 등 만성질환이 없는 건강한 그룹보다 최소 500만 원 이상 더 높은 것으로 추정됩니다. 이 격차는 감기나 일시적 질병 치료가 아닌 고액의 중증 만성질환 합병증 치료와 장기적인 약물 복용에서 발생합니다.

다음 표는 국민건강보험공단 『2024년 건강보험통계연보』 및 보건복지부 「2023 노인 실태조사」 보고서를 바탕으로 진료비 시뮬레이션 결과를 수치화한 것입니다.

만성질환 보유 여부에 따른 예상 진료비 비교

만성질환 보유 여부	65세 이후 연평균 진료비 (추정치)	80세까지 15년간 누적 예상 진료비
건강한 그룹 (질환 1개 이하)	약 350만 원	약 5,250만 원
만성질환 그룹 (질환 3개 이상)	약 800만 원	약 1억 2,000만 원
진료비 격차 (절감 진료비)	450만 원	약 6,750만 원

만성질환 그룹의 의료비 1억 2,000만 원 지출 요소

만성질환 그룹의 연평균 진료비가 800만 원에 달하는 이유는 복합적입니다. 고혈압, 당뇨병, 고지혈증 등 기저질환에 대한 정기적인 약제비와 외래 진료비 외에도 이로 인한 치명적인 합병증이 발생하기 때문입니다.

당뇨병성 신부전, 뇌졸중(뇌경색 및 뇌출혈), 심근경색과 같은 중증 합병증은 질병의 고통을 넘어 노년기 경제적 근간을 뒤흔드는 위력을 갖고 있습니다. 이러한 질환들은 발생 즉시 응급 수술이 필요한 경우가 많습니다. 이후에도 중환자실(ICU) 집중 치료와 함께, 마비된 신체 기능을 회복하기 위한 오랜 재활 과정이 필요합니다. 이 과정에서 선택 진료비, 상급 병실료 등 고액의 비급여 항목 지출이 발생합니다. 간병 비용도 매달 수백만 원씩 누적되어 수천만 원에 달하는 경제적 손실로 이어지게 됩니다.

특히 만성질환군이 65세부터 80세에 이르는 15년 구간에 진입하면 그동안 잠복해 있던 합병증들이 동시다발적으로 고개를 들게 됩니다. 중증 질환으로 이행될 확률이 비약적으로 높아지게 되는 것입니다. 이 시기의 누적 진료비 그래프는 급경사의 폭발적인 상승곡선을 그리게 됩니다.

은퇴 후의 소중한 노후 자산이 평온한 삶이 아닌 병원비와 간병비로 고스란히 증발해 버리는 비극적인 상황이 초래되는 것입니다. 결국 만성질환의 체계적인 관리는 건강을 지키는 차원을 넘어 노년 빈곤을 막고 자산을 보호하는 생존 전략인 셈입니다.

시뮬레이션에 포함되지 않은 '숨겨진 비용'

위 시뮬레이션에서 산출된 건강한 그룹과 만성질환 그룹 간의 누적 진료비 6,750만 원 격차는 진료비에만 한정된 것입니다. 이는 건강한 그룹이 운동을 통해 만성질환을 예방함으로써 얻는 최소한의 경제적 이득입니다. 하지만 실제로 건강을 잃을 경우 발생하는 '숨겨진 비용'은 이보다 훨씬 심각합니다.

첫째, 장기적인 간병 비용이 발생합니다. 중증 질환으로 인해 일상생활이 불가능해질 경우 발생하는 매월 수백만 원의 간병비는 보험 급여 대상이 아니거나 혜택이 매우 제한적입니다. 1년만 간병을 받아도 수천만 원의 추가 지출이 발생하여 노후 자산을 빠르게 소진합니다.

둘째, 요양시설이나 요양병원 입소는 가계 경제에 지속적인 손실을 일으키는 고정 지출의 시작입니다. 국가 지원 장기요양보험 혜택을 받더라도 환자가 감당해야 할 본인부담금의 무게는 결코 가볍지 않습니다. 매일 발생하는 식대와 간식비, 소모성 비품인 기저귀 비용, 상급 병실료 등은 보험 적용이 되지 않아 고스란히 개인의 몫으로 남습니다.

셋째, 가족의 기회비용 및 소득 손실도 발생합니다. 환자를 돌보기 위해 배우자나 자녀가 직장을 그만두거나 근로 시간을 단축할 경우가 생깁니다. 이때 발생하는 간병으로 인한 가족의 소득 손실 및 경력 단절은 금액으로 환산하기 어려운 경제적 타격이 됩니다.

자전거로 만성질환을 예방하고 '건강 그룹'에 속하게 되면, 진료비 6,750만 원 절감을 넘어 간병·요양 비용까지 1억 원 이상의 재정적 방어막을 구축하는 것과 같습니다. 이것이 바로 노후를 위한 가장 확실하고 현명한 투자라고 할 수 있습니다.

자전거가 절감하는 의료비는
얼마나 될까?

예방적 운동, 특히 자전거의 경제적 가치는 '미래 의료비 환급'이라는 개념으로 설명할 수 있습니다. 자전거는 노후 재정 파탄의 주범인 질병의 발병 위험을 낮춰 잠재적인 대규모 지출을 원천 봉쇄하는 재정 방어 시스템입니다.

은퇴 후 소득이 끊기거나 줄어든 상황에서 발생하는 중대 질환 치료비는 수십 년간 모은 자산의 상당 부분을 빨아들이는 블랙홀과 같습니다. 질병관리청의 『2025 만성질환 현황과 이슈』 자료를 보면 2024년 질병별 진료비는 본태성 고혈압이 4조 5천여억 원으로 가장 많았습니다. 그다음 제2형 당뇨병이 약 3조 3천억 원, 만성 신장병 2조 8천여억 원 등의 순서입니다.

2024년 질병별 진료비 지출현황

순위	질병명		진료비(천원)
1	본태성(원발성) 고혈압		4,525,939,001
2	2형 당뇨병		3,297,073,731
3	만성 신장병		2,822,526,210
4	치은염 및 치주질환		2,515,441,984
5	알츠하이머병에서의 치매(G30.-+)		2,450,815,204
6	급성 기관지염		2,243,656,654
7	뇌경색증		2,214,373,129
8	무릎관절증		2,173,792,884
9	치아 및 지지구조의 기타장애		1,764,611,796
10	등 통증		1,706,536,745

※ 출처 : 질병관리청 『2025 만성질환 현황과 이슈』
(원출처: 국민건강보험공단·건강보험심사평가원, 『2024년 건강보험통계연보』)

자전거는 만성질환 발병률을 낮추는 1차적인 예방 효과를 가져옵니다. 이미 만성질환을 앓고 있는 환자에게도 질병 진행 속도를 늦추고 약물 의존도를 줄이는 2차 예방 및 대사 복원 효과를 가져옵니다. 이는 구체적인 비용 절감으로 이어집니다. 약물 복용량 감소, 외래 진료 및 검사 횟수 감소, 치명적인 합병증 예방, 기회비용 절감 등입니다.

당뇨병 약물 및 합병증 관리 비용 절감

당뇨병을 금융 상품에 비유한다면 가장 무서운 '복리 질환'이라고 할 수 있습니다. 당뇨병은 발병하는 즉시 평생 동안 약물을 복용해야 합니다. 또한 가정용 혈당 측정기를 구비해야 하고, 정기적인 안과 및 신장 검사 등 지속적인 지출이 발생합니다.

더 큰 재앙은 합병증에서 옵니다. 당뇨병으로 인해 발생하는 신부전증은 평생 투석 치료가 필요하며 매년 엄청난 의료비가 발생합니다. 당뇨병성 망막증으로 인한 시력 상실은 삶의 질을 극도로 떨어뜨릴 뿐만 아니라, 추가적인 간병을 유발하여 간접 비용을 폭증시킵니다.

자전거는 혈당 조절 메커니즘을 근본적으로 개선하여 인슐린 저항성을 낮춥니다. 이는 경구 혈당강하제 복용량을 줄이거나 인슐린 주사 투여량을 줄일 수 있는 가능성을 열어줍니다. 당뇨병 환자 1인이 평생 지출하는 약제비는 2,000만 원 이상으로 추산되는데 이 비용을 획기적으로 줄이는 것입니다.

치명적인 합병증 치료비도 절감합니다. 당뇨병의 진정한 재정적 위협은 합병증에서 옵니다. 예를 들어 당뇨병성 신증이 만성 신부전으로 진행되어 투석을 시작하게 되면 연간 3,000만 원 이상의 비용이 발생합니다. 당뇨병성 신경병증과 혈관 질환으로 인한 족부 절단 수술을 하게 되면 수술과 장기 입원에 수백만 원이 소요됩니다. 수술 이후 삶의 질 저하와 함께 간병 비용도 크게 증가하게 됩니다.

세계보건기구(WHO)에 따르면 자전거를 1년 이상 꾸준히 타면 제2형(성인형) 당뇨병 발병 가능성이 약 50% 감소한다고 합니다. 자전거는 근육의 포도당 흡수 능력을 높여 당뇨 합병증 발생 위험을 극적으로 낮추는 강력한 생체 처방전입니다. 자전거는 노년기에 발생할 수 있는 수억 원대의 장기

합병증 관리 비용과 간병비를 사전에 방어하는 '종신보험' 역할을 합니다.

심혈관 질환 발생 위험 및 중증 시술 비용 회피

심혈관 질환은 중장년에게 치명적인 위험입니다. 뇌졸중이나 심장마비는 갑작스럽게 발생하는 중증 질환입니다. 응급실 이송, 관상동맥 스텐트 삽입술 등 초기 비용만으로도 수천만 원이 소요됩니다. 더 심각한 문제는 그 이후에 발생합니다. 뇌졸중 후유증으로 장기 재활 및 간병이 필요하면 간병비와 요양시설 비용을 합쳐 매년 3,000만 원 이상이 10년 넘게 들어갈 수 있습니다.

자전거를 통해 심혈관 질환 발병 위험을 절반 이상 줄이는 것은 수억 원대의 재정 파탄 위험을 선제적으로 제거하는 것과 같습니다. 만약 60세에 자전거를 시작해 80세까지 큰 질병 없이 건강수명을 늘린다면 수억 원대의 자산을 불리는 무위험 투자가 됩니다.

심혈관 질환은 한국인 사망 원인 2위를 차지하는 질병입니다. 심혈관 질환은 단 한 번만 발병해도 엄청난 경제적 충격을 동반합니다. 심혈관 질환으로 관상동맥 스텐트 삽입술이나 뇌혈관 조영술을 하게 되면 1회당 수백만 원 이상이 들어갑니다. 자전거가 심혈관 질환 발생 위험을 46%까지 낮춘다는 연구 결과를 볼 때, 고액 지출 리스크를 절반 가까이 제거하는 것입니다.

재활 및 재발 방지 비용도 절감합니다. 심혈관 질환은 재발 위험성이 높습니다. 자전거와 같은 유산소 운동은 퇴원 후 필수적인 심장재활 프로그램의 핵심수단입니다. 자전거는 심혈관 질환 재발 위험을 40% 이상 줄여 고액의 시술 및 입원 비용을 예방하는 역할을 합니다.

자전거는 '생산적 수명(Productive Life)' 연장이라는 경제적 가치도 극대화합니다. 심혈관 시스템 최적화를 통해 확보한 강력한 신체 에너지는 은퇴 이후에도 자아실현이나 경제 활동을 지속할 수 있는 근간이 됩니다. 활력 넘치는 노후 생활을 누릴 수 있는 무형의 자산으로 작용하는 것입니다.

고혈압 및 고지혈증 약제비 절감

만성질환은 대체로 여러 질병을 동반하기 때문에 환자가 다제약물을 복용하는 상태로 진행됩니다. 만성질환으로 인한 약물 복용 인구는 60대 이상 연령대에서 80%에 육박합니다. 만성질환에 따른 다제약물 구입 비용은 여러 가지 약물을 동시에 복용해야 한다는 점에서 무시할 수 없을 정도입니다.

고혈압약과 고지혈증약, 혈당조절제 등을 매일 복용하고 정기적으로 병원을 방문하며 받는 혈액 검사 비용은 단기간으로 보면 그리 많지 않습니다. 그러나 이 비용이 10~20년 이상 누적되면 상상 이상의 금액으로 불어납니다.

고혈압이나 고지혈증약을 복용하는 중장년이 자전거를 통해 혈압과 콜레스테롤 수치를 개선하여 약 복용량을 줄이거나 중단한다면 그 효과는 놀랍습니다. 게다가 자전거는 체중 감량을 통한 비만 관련 지출(성인병 검진 비용, 무릎 통증 치료비 등)까지 동시에 절감하는 일거양득의 경제적 효과를 창출합니다.

고혈압 및 고지혈증 약제비와 정기 진료비로 한 달에 5만 원, 일 년에 60만 원이 지출된다고 가정해 보겠습니다. 이 비용이 절감된다는 것은 매월 5만 원씩 비과세 소득이 생기는 것과 같습니다. 20년 동안 절약하는 금액은 1,200만 원이나 됩니다. 이 금액은 지금 타는 자전거를 더 높은 사양으로 교체하거나 다른 활동에 투자할 수 있는 소득 증대 효과로 작용합니다.

약물 부작용 위험과 심리적 비용을 감소하는 효과도 얻게 됩니다. 약물 복용량 감소는 환자에게 심리적 안정감을 제공하며 약물 부작용에 따른 추가 진료 횟수까지 줄여줍니다. 자전거로 체중이 감량되고 혈압이 낮아지면 환자는 '환자'의 신분에서 벗어나 '건강한 라이더'로서의 자신감을 회복하게 됩니다.

치매 등 뇌 질환 관련 비용 절감

고령화 가속에 따른 치매, 파킨슨병, 뇌졸중과 같은 뇌 질환은 개인의 삶을 파괴할 뿐만 아니라 국가 경제에 막대한 부담을 지우는 사회적 질병으로 떠올랐습니다. 이 점에서 자전거는 신체 건강을 넘어 뇌 기능을 보호하고, 정신적 치유를 통해 의료비용을 획기적으로 절감하는 가성비 높은 예방의학적 대안이 됩니다.

치매는 모든 노인 질환 중 간병비가 가장 많이 들고 장기적인 관리가 필요한 만성질환입니다. 환자 본인뿐 아니라 가족의 삶과 재정까지 붕괴시키는 엄청난 파괴력이 있습니다. 치매 관리 비용은 환자가 사망할 때까지 이어지기 때문에 수억 원을 초과할 수도 있습니다.

자전거는 기억력을 관장하는 중추인 해마의 위축을 막고 새로운 신경세포 생성을 도와 인지 기능 저하를 방지합니다. 혈관성 치매 발병 가능성도 직접적으로 낮춥니다. 또한 전두엽과 소뇌를 끊임없이 자극하여 뇌의 인지적 예비능을 강화합니다.

심리적 치유 효과도 있습니다. 라이딩 중 분비되는 엔도르핀과 도파민은 스트레스 완화와 우울감을 해소하여 천연 항우울제 역할을 합니다. 야외에서 햇볕을 받으며 달리는 활동은 스트레스 호르몬인 코르티솔을 낮추고 수면의 질을 개선하여 뇌의 휴식과 회복을 돕습니다.

자전거가 가져오는 경제적 가치는 대단합니다. 뇌 질환이 발병하면 직접적인 의료비로 연간 수천만 원(진료, 약제, 수술비)이 필요할 것으로 예상됩니다. 간병비도 무시할 수 없습니다. 사회적으로도 건강보험 및 장기요양

보험 비용 증가로 이어져 국가 의료 재정에 부담을 주게 됩니다.

앞에서 자전거가 치매 위험을 최대 40%까지 낮출 수 있다는 연구 결과를 보았습니다. 자전거를 탄다는 것은 개인의 평생 의료비를 억 단위로 절감할 뿐만 아니라, 국가적으로도 수조 원에 달하는 치매 관리 비용을 아낄 수 있는 정책적 대안입니다.

척추 질환 의료비와 기회비용 절감

척추 질환은 현대 의학에서 '장기전'으로 분류되는 대표적인 질환입니다. 국민건강보험공단 통계에 따르면 척추 질환은 외래 진료 빈도가 높은 질병 중 하나입니다. 척추 질환이 발생하면 수술비와 함께 도수치료나 물리치료 등 장기적인 외래 진료비로 수백만~수천만 원이 들어갑니다. 특히 노년기 척추 질환으로 인한 보행 장애는 간병비와 사회적 고립이라는 막대한 추가 비용을 발생시킵니다.

고령화 사회로 진입함에 따라 의료비 부담은 개인과 국가 모두에게 기하급수적으로 늘어나고 있습니다. 이 점에서 자전거는 막대한 의료비 지출을 원천적으로 차단하는 '예방의학적 재테크'가 됩니다.

첫째, 척추 수술 및 시술 비용을 선제적으로 방어합니다. 허리디스크나 척추관 협착증이 악화되어 수술 단계에 이르게 되면 비용은 커집니다. 수술비, 입원비, MRI 등 검사비를 포함하면 수백만~1천만 원 이상 들어갑니다. 수술 후에도 재활 보조기 착용, 물리치료, 약물 처방 등에 계속 비용이 들어갑니다. 자전거는 척추를 지탱하는 다열근과 척추기립근을 강화하여 수술적 단계로 넘어가는 것을 막아줍니다. 디스크 퇴행을 늦춰 수천만 원의 수술비를 절감하는 효과를 가져옵니다.

둘째, 장기 외래 진료비와 기회비용 절감입니다. 척추 질환 환자들이 겪는 고충은 끝이 보이지 않는 외래 진료입니다. 주 1~2회 반복되는 도수치료, 체외충격파, 신경 차단술 등은 비급여 항목이 많아 1년 단위로 계산하면 상당한 부담이 됩니다. 병원을 오가는 시간과 그로 인한 활동기회 손실 등 기회비용까지 고려하면 손실은 더 커집니다. 자전거는 척추 마디마디에 율동적인 자극을 주어 디스크의 영양 공급을 돕습니다. 고가의 물리치료를 대체하는 자연 치유 효과를 누릴 수 있습니다.

셋째, 노년기 간병비와 사회적 비용을 원천적으로 막아줍니다. 척추 건강 붕괴는 노년기 삶의 질을 결정짓는 보행 능력 상실로 이어집니다. 보행이 어려워지면 낙상사고 위험, 골절과 장기 입원, 간병비 지출이라는 최악의 상황을 초래합니다. 자전거로 다져진 강한 허리와 하체 근력은 노년기에도 독립적인 활동을 가능케 합니다. 은퇴 후 가장 큰 지출 항목인 의료비와 간병비를 방어하는 가장 강력한 보험인 것입니다.

넷째, 생산성과 삶의 활력을 유지해 줍니다. 척추 통증은 근로 의욕을 저하시키고 집중력을 떨어뜨려 경제 활동 효율을 낮춥니다. 자전거는 척추 건강뿐만 아니라 엔도르핀과 BDNF(뇌유래신경영양인자) 분비를 촉진하여 정신적 활력을 제공합니다. 통증 없는 건강한 허리는 신체 활동력을 유지시켜 줍니다. 장기적으로 소득 창출 능력을 보존하는 효과를 가져옵니다.

각종 보험료 절감 및 혜택 증가

자전거를 통한 건강관리는 장기적으로 보험료 지출 구조에도 긍정적인 영향을 미치게 됩니다.

첫째, 실손보험료 인상 폭을 완화합니다. 건강검진 시에 혈압, 혈당, 콜레스테롤 등의 질병 위험 지표가 양호해지면 보험사의 개인손해율을 낮추는 효과를 가져옵니다. 건강한 사람은 보험금을 청구할 확률이 낮기 때문입니다. 이는 장기적으로 갱신형 실손의료보험의 보험료 인상 폭을 줄이는 요인으로 작용합니다.

둘째, 건강증진형 보험상품 혜택입니다. 최근 많은 보험사에서 건강증진형 보험상품을 출시하고 있습니다. 이는 건강관리 앱 연동이나 정기적인 운동목표 달성, 또는 금연 시 보험료를 할인해 주거나 포인트를 지급하는 형태입니다. 자전거 라이딩 기록을 이러한 프로그램에 활용하여 실질적인 보험료 할인 혜택을 받을 수도 있습니다.

셋째, 사망 및 질병 보험료 절감입니다. 혈압, 혈당, 콜레스테롤과 같은 핵심 건강 지표가 개선되면 보험사가 가입자의 위험도를 평가하는 과정에서 유리한 요소로 작용하게 됩니다. 특히 건강증진형 보험이나 우량체 할인 특약의 경우, 보험료를 직접적으로 낮추거나 가입 조건을 대폭 완화하는 근거가 됩니다.

자전거로 다져진 탄탄한 신체는 보험사로부터 '저위험군' 인증을 받는 것과 같습니다. 이는 매달 지출되는 보험료를 줄여 가처분 소득을 늘려주는 실질적인 현금 흐름의 개선을 의미합니다. 질병 발생 시 보상받는 수동적인 보험을 넘어, 질병 발생 확률을 낮추고 보험료 할인이라는 경제적 인센티브까지 챙기는 적극적인 자산관리 전략인 셈입니다.

자전거가 만드는
시테크 효과

자전거는 건강 증진을 통해 시간 자원을 확보하고 생산성을 높이는 혁신적인 시테크(Time-Tech) 전략입니다. 아프지 않고 건강하게 사는 것이 가장 큰 재테크이듯이 건강을 지키는 활동은 병원 방문 시간을 절약하여 우리 삶에 실질적인 시간 이익을 가져다줍니다.

시간 절약 효과

병원 방문 시 발생하는 '시간 비용'은 생각보다 큽니다. 병원에서 진료받고 돌아올 때까지 많은 시간이 들어갑니다. 병원 이동 시간, 병원 도착 후 진료 대기 시간, 진료를 마치고 돌아오는 시간 등입니다. 대학병원이나 유명 전문의 진료 시에는 진료 대기실에서 수십 분 이상 기다려야 하는 경우가 많습니다. 실제 진료를 받는 시간과 약 처방 및 수납 처리 시간, 처방전을 가지고 약국에 가서 약을 조제 받는 시간도 필요합니다.

이 모든 시간을 합치면 단 1회의 병원 방문에 평균 몇 시간이 걸리는 것이 보통입니다. 만약 질병이 만성화되거나 입원 치료가 필요한 상황이 발생하면 그 시간 비용은 헤아릴 수 없을 정도로 커지게 됩니다.

시간 자원의 확보

자전거는 규칙적인 유산소 운동으로 심폐기능 강화, 면역력 증진, 만성질환(고혈압·당뇨·비만 등) 예방에 탁월한 효과가 있습니다. 자전거를 통한 지속적인 건강관리는 질병 발생률을 현저히 낮추고 병원 방문 횟수를 대폭 감소시킵니다. 건강 상태가 양호하게 유지됨으로써 정기적인 검진 외에 급작스러운 질병으로 인한 병원 방문이 줄어듭니다.

그러면 절약된 시간의 생산적 재투자가 가능해집니다. 1회 병원 방문으로 사라질 몇 시간을 절약하여 자기계발, 업무 처리, 가족과의 시간, 휴식 등 우리가 중요하게 생각하는 생산적인 활동에 재투자할 수 있습니다. 자전거는 '병원에 가지 않아도 되는 건강한 몸'을 만들어 주는 그 자체로 효율적인 시테크 수단이 됩니다.

시테크 효과의 정량적 분석

자전거는 스트레스 해소와 정신건강 증진에도 크게 기여합니다. 라이딩 시 분비되는 엔도르핀과 세로토닌은 우울감과 불안감을 낮추고 긍정적인 사고방식을 유도합니다. 집중력 및 창의력도 향상됩니다. 규칙적인 라이딩은 뇌 활동을 활성화해 업무나 학습 시 집중력과 문제 해결 능력, 창의력을 높여 줍니다. 이는 업무 성과로 직결되어 궁극적으로 '업무 시간 대비 성과'를 높이는 시테크 효과로 나타납니다.

자전거는 수면의 질을 근본적으로 개선하여 하루의 시작과 끝을 선순환의 고리로 잇는 역할을 합니다. 낮 동안 자전거 운동으로 얻어진 적당한 육체적 피로감은 밤사이 방해받지 않는 깊은 숙면을 유도합니다. 숙면은 뇌의 노폐물을 처리하고 신체 조직을 복구하는 재생의 시간입니다. 다음 날 아침 머리를 맑게 하고 집중력과 의사결정 효율을 극대화하는 최상의 활력 상태로 하루를 시작하게 만듭니다.

다음은 자전거 시테크의 정량적 분석 내용을 가상의 사례로 정리한 것입니다. 자전거를 통해 건강을 관리한 직장인 김철수 씨의 사례를 통해 시테크 효과를 분석했습니다. 연간 병원 방문 횟수는 보건복지부가 발표한 『2025년 OECD 보건통계』에서 1인당 외래 진료 횟수가 연간 18회[17]라고 밝힌 것을 반영한 것입니다.

---

[17] 『2025년 OECD 보건통계』에서는 한국인 1인당 외래 진료 횟수(연간 18.0회)가 OECD 국가 중 가장 높고, 경상 의료비는 국내총생산(GDP) 대비 8.5%로 OECD 평균(9.1%)에 비해 다소 낮지만 지난 10년간 빠르게 증가하고 있으며, 국민 1인당 의약품 판매액은 968.9 US$ PPP로 OECD 평균(658.1 US$ PPP)보다 높다고 밝혔다.

자전거 라이딩의 시테크 효과 분석

구분	건강관리 전 (비활동적)	건강관리 후 (규칙적 자전거 라이딩)	시간 이익 (시테크 효과)
연간 병원 방문 횟수	감기, 소화불량 등으로 연 18회	정기 검진 및 경미한 증상 연 2회	16회 감소
1회 병원 방문 소요 시간	4시간	4시간	–
연간 병원 방문 소요 총 시간	18회 × 4시간 = 72시간	2회 × 4시간 = 8시간	64시간 절약

김철수 씨는 자전거를 활용한 건강관리로 1년에 64시간이라는 귀중한 시간을 확보했습니다. 이 시간은 자기계발에 투자되어 업무 경쟁력 강화로 이어지거나, 충분한 휴식으로 번 아웃을 방지하는 데 사용할 수 있습니다. 64시간은 매일 2시간 기준으로 약 32일 분량의 자기계발 시간과 맞먹는 시간 자산이 됩니다.

자전거를 이용한 이동 시간 절약에 따른 교통 시테크도 있습니다. 자전거로 출퇴근할 경우 교통 체증이 심한 도심에서 자동차나 대중교통보다 빠르고 예측 가능한 이동 수단이 될 수 있습니다. 특히 라스트 마일(Last Mile) 구간에서 강력한 이점을 발휘하여 매일 10~30분의 이동 시간을 절약할 수 있습니다.

운동 시간과 이동 시간의 통합효과도 있습니다. 자전거 통근은 운동할 시간을 따로 내지 않아도 이동하는 시간에 운동 효과를 냅니다. 바쁜 현대인들에게 최고의 시간 효율을 제공하는 '투인원(Two-in-One) 시테크'가 됩니다.

미래 시간을 선점하는 투자

자전거는 미래의 불필요한 시간 비용을 선제적으로 제거하는 시간 선점 투자이기도 합니다. 오늘 흘린 땀방울은 내일 병원에서 소비해야 할 3시간, 5시간, 혹은 입원이라는 더 큰 시간 손실을 방지하는 보증서 역할을 합니다.

자전거로 확보한 시간은 개인의 삶을 더욱 풍요롭게 만드는 동력이 됩니다. 절약한 시간을 자기계발에 투자하여 소득을 증대시키거나, 가족과 함께 보내는 행복한 시간을 늘려 정서적 만족도를 높이는 등 그 활용 가치는 무궁무진합니다.

자전거를 탄다는 것은 신체 단련을 넘어 건강이라는 자산을 통해 흐트러지는 삶의 통제권을 다시 거머쥐는 결단입니다. 질병과 노화라는 흐름에 수동적으로 끌려가는 것이 아니라 신체적·정신적 주도권을 되찾는 일이기 때문입니다. 불필요한 병원 방문이나 무기력하게 소모되던 시간을 창의적이고 생산적으로 되살리는 시테크 전략이라 할 수 있습니다.

골프와 자전거의
현금 흐름 포트폴리오 비교

은퇴 후의 취미활동이 노후 재정을 갉아먹는 '지출 항목'으로 작용해서는 안 됩니다. 신체적 건강과 정서적 행복을 유지하는 지속 가능한 '투자 항목'이어야 합니다. 중장년에게 가장 중요한 것은 경제적 효율성과 장기적인 지속 가능성입니다.

자전거는 뛰어난 건강상의 이점과 더불어 골프 등 다른 취미와 비교할 때 압도적인 경제적 효율성을 자랑합니다. 다수의 중장년층이 즐기는 골프와 자전거를 비용 측면에서 비교해보면 얼마나 합리적인 선택인지 분명해집니다.

① 초기 투자비용 비교(예시)

골프와 자전거의 초기 투자비용

구분	초기 투자비용	세부 명세
골프	300만 원 이상	중급 클럽 세트, 골프백, 골프 의류와 신발 등
자전거	150만~400만 원	100~300만 원대 자전거, 헬멧, 자전거 의류, 장갑 등 필수 장비 포함

자전거는 100만 원대 중반에서도 충분히 시작할 수 있어 골프보다 초기 투자비용이 낮습니다. 조금 더 고가 사양의 자전거를 선택하더라도 골프의 기본 장비 비용과 비슷한 수준에 불과합니다.

② 연간 유지비 및 활동 비용 비교

골프와 자전거의 연간 유지/활동 비용

구분	연간 유지/활동 비용(추정)	세부 비용 항목
골프	500만 원 이상	그린피(평균 15만 원/회), 캐디피, 카트비, 식비 등 * 월 2회 라운딩 기준
자전거	100만 원 이하	타이어, 체인 등 소모품 교체 및 정비, 자전거 의류와 장비 업그레이드 비용 등

자전거의 독보적인 매력은 초기 비용 이후 추가 유지비가 사실상 '제로(Zero)'에 가까워지는 경제성에 있습니다. 자전거도로와 같은 공공 인프라

는 별도 이용료 없이 언제든지 누릴 수 있습니다. 자전거는 골프장 이동 교통비와 같은 별도 비용 또한 발생하지 않습니다. 특히 자전거는 적절한 관리만 해준다면 수십 년까지도 사용할 수 있을 만큼 내구성이 뛰어납니다. 타이어나 체인 같은 소모품도 몇 년에 한 번씩만 교체해도 됩니다.

반면에 골프는 라운딩 한 번에 그린피, 카트비, 캐디피를 포함하여 최소 20~30만 원의 고정 비용이 발생합니다. 여기에 장비 교체와 레슨비까지 더해지면 적지 않은 부담을 줍니다. 만약 한 달에 두 번 즐기던 골프를 자전거로 대체한다면 연간 500만 원에서 1,000만 원 이상의 자산을 보존하는 셈이 됩니다.

자전거는 즐거움과 건강을 챙기면서도 불필요한 지출을 획기적으로 줄여주는 가장 스마트한 취미 생활입니다. 또한 절감된 비용을 노후 자산으로 재배치할 수 있게 돕는 최고의 재테크 유산소 운동이라 할 수 있습니다.

5장

심리적 자본을
경영하는 자전거

　은퇴 후 마주하게 되는 가장 큰 상실은 소득의 감소가 아닙니다. 관계 단절과 정체성 혼란에서 오는 '심리적 고립'입니다. 나의 사회적 역할이 사라진 자리에 찾아드는 고독과 무기력은 그 어떤 육체적 질병보다 치명적입니다. 하지만 안장 위에 올라 페달을 밟는 순간, 자전거는 우리를 가두고 있던 고립의 벽을 허물고 세상을 향한 새로운 통로를 열어줍니다.

　자전거는 화학적 처방 없이도 뇌 속의 행복 공장을 가동합니다. 스치는 바람과 풍경 속에 솟구치는 천연 엔도르핀은 우울감을 씻어냅니다. 햇살 아래 정직하게 땀 흘린 몸은 깊고 평온한 수면의 질이라는 일상의 선물을 되찾아줍니다. 이 과정에서 얻는 활력은 단순히 기분이 좋아지는 차원을 넘어갑니다. 지금의 역경을 견디고 내일을 기대하게 만드는 강력한 '심리적 자본(Psychological Capital)'으로 축적됩니다.

　홀로 달릴 때는 나를 되찾는 명상의 시간이 됩니다. 함께 달릴 때는 느슨하지만 든든한 연대의 장이 됩니다. 자전거는 이제 우리의 신체뿐만 아니라 무너진 마음의 코어를 세우고 '살아있음'의 희망을 증명하는 새로운 여정을 만들 것입니다. 이 장에서는 자전거가 어떻게 우리의 내면을 단단한 반석 위에 올려놓는지 그 심리적 연금술의 과정을 살펴보겠습니다.

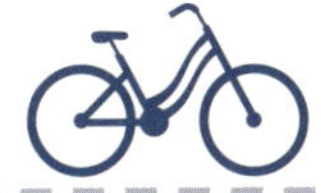

자전거 네트워크,
관계 자산을 재생산한다

은퇴 후 중장년층이 겪는 가장 심각한 어려움 중 하나는 사회적 고립입니다. 직장이라는 강력한 사회적 연결망이 하루아침에 사라지면서 발생하는 외로움과 고립감은 단순한 심리적 문제에 그치지 않습니다. 바로 노후의 경제적·육체적 건강을 위협하는 주범이 됩니다.

사회적 고립: 소리 없는 재난

은퇴는 단순히 직장을 그만두는 사건이 아닙니다. 수십 년간 유지해온 '사회적 좌표'가 사라지는 엄청난 사건입니다. 사회적 신분이 사라지는 순간, 개인은 사회적 관계망에서 급격히 튕겨 나가며 '사회적 부유물'이 된 듯한 상실감을 경험하게 됩니다.

① 사회적 고립이 건강에 미치는 영향은 치명적

사회적 고립은 단순히 외로운 상태가 아니라 신체에 독을 주입하는 것과 같습니다. 하버드 대학교 성인발달 연구팀의 80년 추적 조사에 따르면 행복하고 건강한 노후의 결정적 요인은 돈이나 명예가 아니라 인간관계였습니다. 반대로 고립된 노인은 뇌의 염증 수치가 높아지고 심혈관 질환 발생률이 비고립군 대비 29% 높게 나타났습니다.

치매와의 상관관계도 높습니다. 1인 가구 또는 고립된 노인은 인지적 자극(대화, 감정 교류)이 부족하여 뇌세포 사멸 속도가 빠릅니다. 사회적 고립감을 느끼는 노인은 그렇지 않은 노인에 비해 우울증 발병 위험이 2배 이상 높습니다. 이는 인지 기능 저하와 치매(알츠하이머병) 발병 위험을 최대 60%까지 높이는 요인으로 작용합니다. 그리고 연간 수천만 원에 달하는 간병비와 의료비라는 경제적 재난으로 연결됩니다.

② 관계 단절이 불러오는 경제적 손실도 발생

한국보건사회연구원 등 국내외 연구 자료에 따르면 사회적 고립은 흡연이나 비만만큼 치명적인 건강 위험 요인으로 작용합니다. 정신건강 악화는 신경정신과 진료비, 장기 투약 비용 등 예측하지 못한 의료비 지출을 발생시켜 노후 재정에 타격을 주게 됩니다.

사회적 관계망이 무너지면 정보의 비대칭성도 발생합니다. 건강 정보, 자산관리 노하우, 재취업 기회 등 현대 사회의 핵심 정보는 대체로 약한 유대관계를 통해 흐릅니다. 고립된 개인은 이러한 정보에 대한 접근이 어려워지게 됩니다. 조기 사망 위험도 증가합니다. 사회적 유대감이 약한 노인은 그렇지 않은 노인에 비해 조기 사망 위험이 30% 이상 높다는 연구 결과도 있습니다.

자전거 커뮤니티: 사회적 자본을 재생산하는 플랫폼

자전거는 다른 스포츠와 달리 독특한 '느슨하지만 강력한 연대감'을 제공합니다. 자전거는 고립의 벽을 허물고 사회적 자본을 쌓는 최고의 도구입니다. 자전거는 개인 활동이면서도 그룹 라이딩을 통해 동반자와 상호작용하는 사회적 스포츠 특성을 갖습니다.

① 낮은 진입 장벽과 평등한 관계망

자전거는 골프나 폐쇄적인 사교 모임보다 진입 장벽이 낮습니다. 온라인 동호회, 지역 클럽, 직장 은퇴자 클럽 등 다양한 형태로 쉽게 참여할 수 있습니다. 골프는 고가의 장비와 회원권, 특정 매너가 필요하며 서열화가 뚜렷한 경우가 많습니다. 반면 자전거는 헬멧을 쓰고 저지를 입는 순간 사회적 지위가 가려집니다. '어느 회사 임원'이나 '어떤 부처의 공직자'가 아니라 '업힐 잘 타는 라이더' 등으로 변신합니다.

퇴직 후 극심한 우울증을 겪던 60대 A 씨는 지역 자전거 동호회에 가입한 후 자신보다 10살 어린 직장인과 친구가 되었습니다. 직업과 나이를 떠나 라이딩 코스와 장비 등 자전거 관련 공통 주제로 대화하며 그는 다시 사회의 일원이 된 효능감을 회복했습니다.

② 정체성의 재구성

은퇴자들에게 가장 필요한 것은 '불러주는 이름'입니다. 자전거 커뮤니티는 '라이더'라는 새로운 명함을 새겨줍니다. 주말마다 정해진 시간에 모여 함께 땀 흘리며 목적지에 도달하는 과정은 직장 생활의 규칙성과 성취감을 대체하는 훌륭한 대안이 됩니다. 이러한 새로운 정체성과 소속감은 은퇴 후 잃기 쉬운 역할과 삶의 의미를 다시금 채워줍니다.

③ 심리적 안정과 정서적 지지망 구축

동호인들과 함께 자전거를 타며 땀을 흘리는 경험은 단순한 친목을 넘어 강한 유대감을 형성합니다. 동호회 구성원들은 서로의 건강 상태를 점검하고 어려움을 공유하며 정서적 지지망을 구성합니다. 이는 우울증을 예방하는 강력한 보호 장벽이 될 수 있습니다.

구체적인 사회적 자본 축적 효과

자전거 커뮤니티 활동은 단순한 친목 이상으로 도구적 지원[18]과 안전망을 제공합니다. 건강 정보와 생활 정보 등을 공유하는 지식 정보의 허브로도 작용합니다. 구체적인 사회적 자본을 축적하고 이에 따른 실질적 이득도 가져다주는 것입니다.

① 도구적 지원과 심리적 안전망 확보

중장년 라이더에게 가장 큰 불안 요소는 낙상 사고와 갑작스러운 장비 고장입니다. 체력적 한계나 기계적 결함으로 발생하는 돌발 상황은 나 홀로 라이딩 시 자칫 큰 사고로 이어지거나 고립되는 난감한 상황을 초래할 수 있습니다.

단독 라이딩 중 넘어지면 당황하여 적절한 조치를 취하기 어렵습니다. 그러나 커뮤니티 안에서는 동료들이 즉각적으로 부상 상태를 확인하고 구급약으로 응급처치를 돕습니다. 필요시 구조 요청을 대신 수행함으로써 사고 대응의 골든타임을 놓치지 않게 합니다.

---

18) 도구적 지원은 사회적 지지의 한 유형으로, 타인의 실질적인 어려움을 해결해 주기 위해 물질적·물리적 형태의 도움을 직접 제공하는 행동을 의미한다. 정서적 위로(공감)나 정보 제공(조언)과는 달리 실제 행동으로 문제를 해결해 주는 것이 특징이다.

산길이나 국도 한복판에서 펑크가 나거나 체인이 끊어지면 초보자는 막막할 수밖에 없습니다. 이때 커뮤니티 내 숙련된 동료들의 정비 기술과 공구 지원은 현장에서 문제를 즉시 해결하는 이동식 정비소 역할을 합니다.

국토종주 중 인적이 드문 곳에서 타이어가 펑크 난 은퇴자 B 씨. 당황한 그를 도운 깃은 주변을 지나년 동호회 회원이었습니다. 함께 펑크를 때우고 정비 기술을 가르쳐주며 쌓인 전우애는 단순한 친목을 넘어 "나를 도와줄 사람이 있다."라는 심리적 안전망을 구축했습니다.

무슨 일이 생겨도 도와줄 동료가 있다는 믿음은 위축되기 쉬운 중장년 라이더에게 심리적 해방감을 줍니다. 이는 더 도전적인 코스를 자신 있게 완주하게 하며 라이딩의 즐거움을 배가시키는 핵심 요소가 됩니다.

② 자전거 커뮤니티, 지식 정보의 허브로도 작용

자전거 동호회는 단순히 취미를 공유하는 모임을 초월합니다. 각계각층의 경험이 응축된 '살아있는 지식의 보고'이자 '걸어 다니는 백과사전'들의 집합소입니다. 회원 개개인이 수십 년간 쌓아온 직업적 전문성과 서로 다른 생활 환경은 라이딩이라는 공통분모 위에서 독보적인 정보와 노하우로 치환됩니다.

은퇴한 기술자는 자전거의 미세한 소음만으로도 기계적 결함을 잡아내는 정비 전문가가 됩니다. 지리에 밝은 이는 숨은 맛집과 최적의 휴식처를 소개하는 가이드가 됩니다. 또한 의료, 금융, 법률, IT 등 다양한 배경을 가진 이들이 모여 있습니다. 라이딩 도중 발생하는 예기치 못한 사고나 일상의 고민도 커뮤니티 안에서는 자문과 해결책 제시로 이어집니다.

책이나 인터넷 검색으로는 얻을 수 없는 삶의 현장에서 체득한 진짜 정보들이 오가며 서로의 부족한 부분을 채워주는 것입니다. 동호회는 자전거를 타는 즐거움을 넘어 서로의 인생 노하우를 나누며 함께 성장하는 입체적인 지식 네트워크의 역할을 수행합니다.

건강 정보로는 무릎 관절을 보호하며 타는 법, 중장년에게 맞는 식이요법 등 실전 노하우가 공유됩니다. 은퇴 자금 관리 경험담, 투자 정보, 자녀 결혼 문제 등 비슷한 연령대가 공유하는 삶의 지혜가 라이딩 후 휴식 또는 식사 자리에서 자연스럽게 오갑니다. 유료 컨설팅보다 훨씬 값진 '살아있는 정보'가 됩니다.

③ 공동의 목표 달성이 주는 심리적 자본 축적

혼자서는 엄두를 내기 힘든 국토종주나 '설악 그란폰도[19]' 같은 도전은

---

19) 그란폰도(Granfondo)는 이탈리아어로 '긴 거리' 또는 '긴 여정'을 의미하며, 자전거로 장거리(주로 100~200km) 코스를 달리는 비경쟁 동호인 대회이다. 경쟁보다는 완주와 성취감을 즐기는 대회로, 수많은 자전거 마니아들이 참가하는 인기 있는 행사이다.

팀 단위로 움직일 때 쉬워집니다. 함께 목표를 설정하고 훈련하는 과정에서 발생하는 옥시토신(유대감 호르몬)은 노년기 우울증 치료제보다 강력한 효과를 발휘합니다.

자전거를 타는 행위는 단순히 페달을 밟는 것이 아니라 끊어졌던 사회와의 연결고리를 다시 이어주는 활동입니다. 자전거 커뮤니티는 은퇴 후 겪는 사회적 고립이라는 파도를 넘게 해주는 튼튼한 구명보트이자 높은 수익률을 보장하는 사회적 재테크입니다.

노후의 풍요는 통장 잔고뿐만 아니라 '나와 함께 달릴 사람이 있는가'에 의해 결정됩니다. 자전거 커뮤니티 활동은 신체 건강 증진을 통한 의료비 절감(경제적 효과), 사회적 관계 회복을 통한 고립감 해소 및 치매 예방(정신적 효과), 정보 공유를 통한 노후 생활의 질 향상(실용적 효과) 등 다중적인 효과를 만들어 줍니다.

자전거가 만드는
자연 치유 메커니즘

중장년에게 흔히 찾아오는 우울감과 무기력증은 단순한 감정 문제가 아닙니다. 신체 활동 감소, 호르몬 불균형, 사회적 관계 변화, 그리고 역할 상실감 등이 복합적으로 작용하여 나타나는 현상입니다. 특히 40대 이후에는 근육량이 감소하고 일상적 활동량도 줄어들면서 뇌 신경전달물질의 균형이 흐트러지기 쉽습니다. 이 점에서 자전거는 자연적인 항우울제 역할을 하는 대표적인 운동이라고 할 수 있습니다.

뇌가 직접 처방하는 천연 항우울제: 엔도르핀과 세로토닌

중장년기에 접어들면 뇌의 신경전달물질 분비 체계가 노화하면서 감정기복이 심해지고 이유 없는 무기력증에 빠지기 쉽습니다. 자전거는 신경전달물질 분비를 담당하는 뇌 내부의 화학 공장을 다시 가동하는 강력한 '버튼' 역할을 합니다.

① 리드미컬한 운동이 만드는 정서적 안정

자전거 페달링은 일정한 리듬을 가진 고도의 반복 운동입니다. 뇌 과학적으로 이러한 리듬 운동은 세로토닌(Serotonin) 분비를 극대화합니다. 세로토닌은 감정을 조절하고 불안을 억제하는 '마음의 평온 유지 장치'입니다. 세로토닌은 행복 호르몬, 우울증 치료제, 불면증 치료제 등 다양한 별명으로 불리며, 수면·식욕·정서 조절에 핵심적으로 작용합니다.

자전거 페달을 돌리는 반복적이고 규칙적인 행위는 정신을 치유하는 '움직이는 명상' 과정입니다. 일정한 케이던스로 페달을 돌리는 동작과 그에 맞춰 규칙적으로 내뱉는 호흡의 일치는 뇌의 파동을 안정시킵니다. 복잡한 세상의 소음으로부터 나를 분리해 현재의 근육 움직임과 공기의 흐름에만 온전히 몰입하게 만듭니다.

이러한 몰입 상태는 뇌의 전두엽을 활성화하고 과부하된 신경계를 진정시킵니다. 이 과정에서 스트레스에 반응해 분비되던 독성 호르몬인 코르티솔(Cortisol) 수치는 급격히 감소합니다. 그 빈자리를 도파민과 엔도르핀이 채우며 심리적 평온함과 안도감을 선사합니다. 페달링을 통해 머릿속 잡념을 비워내고 정신적 정화, 즉 '카타르시스'를 경험하게 되는 것입니다.

② '러너스 하이'를 넘어선 '라이더스 하이'

중강도 이상의 라이딩을 30분 이상 지속하면 뇌에서 고통을 상쇄하기 위해 엔도르핀과 아난다마이드(Anandamide)를 방출합니다. 자연 진통제로 불리는 엔도르핀은 통증을 완화하고 기분을 좋게 만들어 줍니다. 스트레스 완화와 면역력 강화 효과도 있습니다. 아난다마이드는 일명 '몸속의 마리화나'로 불리며 행복감과 쾌락을 유발하고 공포·불안감을 낮추며 통증을 낮추는 기능을 합니다.

조기 은퇴 후 찾아온 공허함과 무기력증에 시달리던 50대 남성 C 씨는 자전거 페달을 밟기 시작한 지 한 달 만에 완전히 다른 사람이 되었습니다. 그는 "라이딩을 마치고 샤워할 때 느껴지는 상쾌함과 충만함 덕분에 살맛이 난다."라며 웃어 보였습니다. 무너졌던 일상을 다시 세운 이 변화의 실체는 바로 우리 뇌가 스스로 처방하여 분비한 천연 항우울제 효과입니다.

고강도 유산소 운동인 자전거 라이딩이 일정 시간 이상 지속되면 뇌에서는 '러너스 하이(Runner's High)'와 유사한 황홀감을 만들어내는 엔도르핀과 카나비노이드 계열 물질이 뿜어져 나옵니다. 이는 우울감을 상쇄하고 자존감을 회복하는 강력한 심리적 치유제 역할을 합니다. 땀 흘린 뒤 샤워하면서 C 씨가 느낀 감정은 단순한 청량감이 아니라 신체적 한계를 극복한 뇌가 보상으로 지급한 최고급 천연 호르몬이었던 것입니다.

태양의 선물: 비타민D와 햇빛의 치유력

중장년 우울감의 주요 원인 중 하나는 비타민D 부족입니다. 중장년층은 실내 위주 생활에 따른 햇빛 노출 부족으로 비타민D 부족률이 높은 편입니다. 실내 운동과 야외 라이딩의 결정적 차이는 바로 햇빛에 있습니다. 한국 중장년층 80% 이상이 비타민D 부족 상태라는 점을 감안하면, 야외 라이닝은 단순한 운동 이상의 '광선 치료' 효과를 보여줍니다.

① 비타민D, 뼈 건강을 넘어 마음을 고친다

비타민D는 단순히 뼈 건강에만 필요한 것이 아닙니다. 비타민D는 뇌의 수용체와 결합하여 세로토닌과 도파민의 합성을 돕습니다. 비타민D가 부족하면 뇌 기능이 저하되고 감정 조절이 어려워지며 '계절성 정동장애(SAD)'[20]나 만성 우울감으로 이어집니다. 실제로 비타민D 수치가 낮을수록 우울증 위험이 1.5~2배 증가한다는 연구 결과가 보고된 바 있습니다.

영양제 형태로 섭취하는 비타민D보다 라이딩 중 햇볕을 받으며 피부에서 직접 합성된 비타민D가 인체에 훨씬 더 효율적으로 작용합니다. 인공적인 보충제는 혈중 농도를 일시적으로 높이는 데 그치기 쉽습니다. 그러나

---

20) 계절성 정동장애(SAD)는 주로 일조량이 줄어드는 가을과 겨울철에 반복적으로 우울감, 무기력, 식욕 증가, 수면 과다 증상이 나타나는 정서장애이다. 2주 이상 증상이 지속될 경우 광선치료, 항우울제 약물치료, 인지행동치료 등을 통해 효과적으로 치료할 수 있다.

자전거를 탈 때 팔과 다리에 내리쬐는 햇볕은 우리 몸을 천연 비타민 공장으로 탈바꿈시킵니다.

체내에서 스스로 합성된 비타민D는 영양제보다 체내 활성도가 훨씬 높습니다. 혈액 내에서 머무는 지속 시간 또한 두 배 가까이 깁니다. 특히 중장년층에게 비타민D는 뼈 건강을 넘어 근육 기능을 유지하고 면역 체계를 강화하는 핵심 요소입니다. 탁 트인 야외에서 바람을 가르며 온몸으로 받는 햇살은 신진대사를 깨우고 노화 속도를 늦추는 보약이 됩니다.

② 시각적 자극과 개방감

자연 속에서 빠른 속도로 달리는 행위는 인체의 시신경을 자극하여 정지해 있던 뇌를 순식간에 각성시킵니다. 이는 뇌가 주변 환경 변화를 실시간으로 처리하도록 유도함으로써 신경 가소성을 높이고 인지 기능을 활성화하는 고도의 두뇌 활동입니다.

폐쇄된 헬스장 벽면이나 모니터만 보면서 달리는 실내 운동은 시각적 자극이 극히 제한되어 뇌를 쉽게 지치게 만듭니다. 자전거를 타고 마주하는 드넓은 산천의 풍경은 우리 뇌에 많은 정서적 개방감을 선사합니다. 라이딩은 갇혀 있던 시야를 넓혀줌으로써 우울증을 걷어내고 삶을 바라보는 시각을 긍정적으로 변화시키는 '심리적 시력 회복' 과정이라 할 수 있습니다.

자기효능감의 회복: "나도 아직 할 수 있다."라는 증명

중장년 우울증의 뿌리에는 '쓸모없어짐'에 대한 공포가 자리 잡고 있습니다. 자전거는 정직한 노력을 통해 이 공포를 '자신감'으로 바꿔줍니다. 자전거는 부담 없이 시작할 수 있으면서도 명확한 성취감을 제공합니다.

① 작은 성취의 누적

심리학적 관점에서 인간의 자존감을 지탱하는 자기효능감(Self-Efficacy)은 거창한 위업이나 큰 성취를 통해서만 완성되는 것이 아닙니다. 오히려 내가 계획하고 통제할 수 있는 아주 사소하고 작은 성공들이 차곡차곡 쌓일 때 가장 단단하게 구축됩니다.

50대 여성 D 씨는 처음 페달을 밟을 때 동네 공원 한 바퀴 2km 거리조차 힘들어 했습니다. 그러나 한 달 후 교외 지역 왕복 30km 거리를 완주했습니다. D 씨는 "내가 이 먼 곳까지 왔다는 사실이 믿기지 않는다. 자전거를 타면서 '하면 된다'라는 자신감이 생겼다."라고 말했습니다.

자전거 라이딩은 이처럼 주행 거리, 평균 속도, 경사도 등 숫자로 환산되는 '가시적인 성취 지표'를 제공합니다. 어제보다 1km 더 타고, 지난주보다 오르막을 더 쉽게 오르는 경험은 "나는 내 삶을 스스로 통제하고 개선할 능력이 있다."라는 메시지를 뇌에 전달합니다. 이러한 작은 성공의 누적은 무기력증을 타파하며 상실된 삶의 주도권을 되찾는 심리적 처방전이 됩니다.

② 자기 통제력의 회복

나의 의지대로 방향을 잡고 나의 두 다리로 속도를 조절하는 자전거는 삶의 통제권을 되찾는 고도의 상징적 행위입니다. 사회라는 조직에서 살아온 중장년에게 은퇴 후 마주하는 공허함은 '나의 결정권'이 사라진 데서 오는 상실감입니다. 하지만 자전거 안장에 오르는 순간 상황은 반전됩니다. 어디로 갈지, 어디에서 멈춰 풍경을 감상할지를 결정하는 주체는 나 자신입니다.

이러한 '능동적 전환'은 위축된 자존감을 회복하는 강력한 심리적 기제가 됩니다. 페달을 밟으며 마주하는 오르막과 내리막은 인생의 굴곡과 닮았습니다. 자전거 위에서 모든 경로를 스스로 설계하고 돌파해 나가는 라이더의 정체성을 획득하는 것입니다. 내 몸의 감각과 의지만으로 목적지에 도달하는 경험이 반복될수록 우리의 내면에는 단단한 뿌리가 내려집니다. 자전거는 은퇴 이후 삶이 인생 2막의 주도적 개척자임을 증명하는 수단이 됩니다.

자연과의 교감: 120분 법칙과 심리적 치유

자전거는 이동하면서 자연 속으로 스며들 듯한 느낌을 받는 운동입니다.

강변, 숲길, 들판 등 자연환경에서 이루어지는 라이딩은 특히 중장년의 정신 건강에 좋은 영향을 미칩니다.

영국 엑서터 대학 연구팀은 약 2만 명을 대상으로 한 대규모 조사를 통해 자연환경에서 1주일에 120분 이상 신체 활동을 한 그룹은 신체 건강, 심리적 행복감, 만족감 지표가 모두 뚜렷하게 상승하는 사실을 발견했습니다. 엑서터 대학의 연구는 우리에게 명확한 메시지를 제시합니다. 일주일에 딱 120분만 자연 속에서 자전거를 타도 삶의 질이 달라집니다.

① 그린 엑서사이즈(Green Exercise)의 위력

녹색 식물이 뿜어내는 싱그러운 생명력을 느끼면서 강변을 따라 달리는 것은 우리 몸의 자율신경계에 강한 변화를 일으킵니다. 인체는 자연의 색채와 소리에 반응하여 긴장 상태를 유지하는 교감신경이 아닌 휴식과 회복을 담당하는 부교감신경을 활성화합니다.

이러한 신경학적 전환은 기분이 좋아지는 차원을 넘어 생리적인 지표의 개선으로 이어집니다. 팽팽하게 조여진 혈관이 이완되면서 혈압이 하향 안정화되고, 가쁘게 뛰던 심박수는 차분한 리듬을 되찾습니다. 이는 현대인을 괴롭히는 만성적인 불안과 긴장 상태를 평온하게 잠재우는 천연 진정제 역할을 합니다.

자전거 길을 따라 끝없이 펼쳐지는 강물의 반짝이는 윤슬은 시각적 유희를 넘어 뇌파를 안정시킵니다. 숲길 사이로 스며드는 짙은 나무 내음(피톤치드)은 대뇌 변연계에 전달되어 뇌의 깊은 휴식을 유도합니다. 이러한 자연의 자극은 일상생활에 지친 뇌의 과부하를 해소하고 '정서적 해독제' 역할을 합니다.

② 사회적 지지와 고립 해소의 이중주

자연 속에서 함께 달리는 동료들과의 가벼운 인사인 "안라하세요!", "수고하셨습니다!"는 고립된 개인을 다시 사회적 관계 속으로 끌어들입니다. 혼자 타더라도 같은 길을 달리는 라이더들을 보는 것만으로도 "우리는 연결되어 있다."라는 무의식적 위안을 얻게 됩니다.

결론적으로 자전거는 가장 경제적인 '마음 주치의'입니다. 중장년의 우울과 무기력은 약물만으로 해결하기 어렵습니다. 몸을 움직여 뇌 화학 물질을 변화시키고 햇볕을 통해 호르몬을 조절하며, 성취감을 통해 자존감을 세워야 합니다. 자전거는 이 모든 과정을 한 번에 해결하는 '바퀴 달린 치유원'입니다. 오늘 페달을 밟는 것은 우울의 늪에서 활력이라는 큰길로 나아가는 첫걸음이 될 것입니다.

생체리듬 최적화와
생활 패턴 혁명이 온다

규칙적인 자전거 라이딩은 우리의 생체리듬을 최적화하고 일상에 지속적인 활력을 불어넣습니다. 특히 수면의 질 향상과 아침형 인간으로의 성공적인 변신은 과학적 근거에 기반을 둔 자전거의 주요 이점입니다.

숙면의 과학: 자전거가 만드는 '깊은 잠의 골든타임'

중장년층이 겪는 불면증은 대개 활동량 저하와 심부 체온 조절 능력의 퇴화에서 비롯됩니다. 자전거는 우리 몸의 온도 조절 시스템을 재가동하여 깊은 잠을 유도합니다.

① 심부 체온의 '롤러코스터 효과'

우리 몸은 심부 체온(내장 온도)이 낮아질 때 잠이 잘 오도록 설계되어 있습니다. 낮 동안의 활발한 라이딩은 체온을 평소보다 1~2℃가량 상승시킵니다. 운동으로 올라간 체온은 일정 시간이 지나면 평소 수준보다 더 아래로 떨어지려는 경향이 있습니다. 오후 라이딩 후 저녁에 나타나는 급격한 체온 하강은 뇌의 시상하부에 강력한 수면 신호를 보냅니다.

꾸준한 라이딩은 말초 혈관을 튼튼하게 하여 밤에 열을 체외로 방출하는 능력을 키워줍니다. 손발이 따뜻해지며 몸 안의 열이 밖으로 방출될 때 비로소 '서파 수면(Deep Sleep)' 상태에 진입하게 됩니다. 그리고 몸의 온도 조절 센서가 예민해져서 일상생활에서 외부 온도 변화에 더 유연하게 대처할 수 있게 됩니다.

② 뇌의 이완과 코르티솔 분비 억제

일정한 리듬으로 페달을 돌리는 반복 동작은 부교감신경을 활성화해 긴장된 몸을 이완시킵니다. 뇌파를 안정시키고 스트레스 호르몬인 코르티솔 분비를 억제합니다. 반대로 엔도르핀과 도파민 등 행복 호르몬을 분비합니다. 이러한 작용은 수면의 질 향상에 좋은 영향을 미칩니다.

평생을 긴장 속에서 일해온 은퇴자 E 씨는 퇴직 후에도 밤마다 불면증에 시달렸습니다. 그는 매일 오후 4시에 1시간씩 강변 라이딩을 시작했습니다. 적당한 피로감과 함께 라이딩 중 정리된 생각 덕분에 잠자리에 누웠을 때 잡념이 사라졌습니다. 잠드는 시간이 1시간에서 10분으로 단축되는 기적을 경험했습니다.

그러나 저녁 늦은 시간, 특히 취침 3시간 이내의 격렬한 운동은 오히려 체온을 상승시키고 심박수를 높여 수면을 방해할 수 있습니다. 자전거 라이딩은 낮에 하는 것이 수면의 질 개선에 효과적입니다. 또한 카페인 섭취나 취침 전 스마트폰 사용 등 다른 변수가 수면의 질에 개입할 수 있다는 점도 주의할 필요가 있습니다.

아침형 인간으로의 초대: '수면 예약 티켓' 발행하기

사람들은 아침형 인간이 되기 위해 일찍 일어나기에 집중합니다. 그런데 핵심은 '아침 햇살을 얼마나 효과적으로 받는가?'에 있습니다.

① 세로토닌과 멜라토닌의 배턴 터치

아침 라이딩은 우리 몸의 생체 시계를 리셋하는 가장 완벽한 방법입니다. 자전거를 타며 직접 받게 되는 아침 햇살은 우리 눈의 망막을 통해 뇌의 송과체[21]에 신호를 보냅니다. 이때 낮의 호르몬인 세로토닌이 솟구치며 우리 몸을 즉각적으로 각성 상태로 만듭니다.

아침 7시에 햇빛을 받으며 라이딩을 하면 우리 뇌는 정확히 15시간 뒤인

---

21) 송과체(Pineal gland)는 뇌의 중앙(시상상부)에 위치한 120mg 정도의 작은 솔방울 모양 기관이다. 빛 정보를 감지하여 수면 호르몬인 멜라토닌을 분비한다. 일주기 리듬(생체 시계)을 조절하여 밤에는 멜라토닌을 통해 수면을 유도하고, 낮에는 햇빛을 통해 활성화되며 면역 체계와 성장에도 관여한다.

밤 10시에 밤의 호르몬인 멜라토닌을 분비하도록 예약을 걸어둡니다. 즉, 아침 라이딩은 그날 밤의 숙면을 미리 확보하는 '예약 티켓'인 셈입니다.

② 승리자로 시작하는 하루

심리학적으로 아침 라이딩은 하루의 첫 번째 승리를 선사합니다. 남들이 잠든 시간에 신선한 공기를 마시며 도로를 달리는 것은 "내가 내 삶을 통제하고 있다."라는 강력한 효능감을 줍니다. 이 긍정적인 정서는 온종일 유지되며 무기력증을 막아주는 방패가 됩니다. 또한 수면 호르몬과 스트레스 호르몬의 균형을 맞추고, 깊은 수면과 활기찬 아침이라는 두 마리 토끼를 잡게 해줍니다.

생활 패턴의 혁명: 규칙성이 주는 자유

자전거는 식사, 휴식, 취침 등 일상생활 전체를 규칙적인 궤도 위에 올려놓습니다. 규칙적인 라이딩은 하루의 전반적인 생활 패턴 형성에 중요한 역할을 합니다. 이는 물리적인 건강을 넘어 정신적 건강, 특히 자존감과 일상의 통제감을 유지하는 데 필수적인 요소입니다.

① 일주기 리듬의 동기화

자전거 라이딩이라는 '고정 이벤트'가 생기면 일상이 단순해집니다. 은퇴 후 프리랜서로 전향한 뒤 밤낮이 바뀌었던 50대 F 씨는 아침 라이딩 동호회에 가입했습니다. 아침 8시 모임에 늦지 않기 위해 전날 밤 음주 또는 야식을 끊고 일찍 잠자리에 드는 습관이 형성되었습니다. 자전거가 무너진 그의 삶의 체계를 다시 세우는 지주목 역할을 한 것입니다.

② 계절과 호흡하는 건강한 몸

야외 라이딩은 계절의 변화를 몸소 겪게 합니다. 이는 계절 변화에 따른 생체 리듬의 부적응을 막아줍니다. 봄의 따스함과 가을의 서늘함을 피부로 느끼며 타는 자전거는 인공적인 조명 아래의 실내 운동보다 생체 시계를 자연의 섭리에 더 가깝게 밀착시킵니다.

결론적으로 자전거는 밤에는 깊은 휴식을, 낮에는 활발한 활동력을 선사하는 일상의 조율사입니다. 체온 조절과 호르몬 안정을 통해 약물 없는 숙면을 제공합니다. 아침 햇살과 리듬 운동으로 하루의 시작을 활기차게 열어줍니다. 규칙적인 라이딩은 은퇴 후 느슨해진 삶에 팽팽한 긴장감과 활력을 채워줍니다. 오늘의 페달링은 오늘 밤 달콤한 잠으로 보상받고 내일 아침 상쾌한 기상으로 이어집니다. 이것이 바로 자전거가 우리에게 주는 정직하고도 값진 '일상의 선물'입니다.

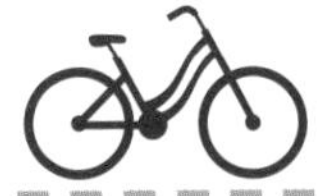

자전거는 행복 자산을 불리는 고수익 심리 재테크

중장년기의 삶은 신체 에너지 변화와 함께 마음의 방향성이 크게 요동치는 시기입니다. 일터에서 얻던 성취의 장(場)이 줄어들고 사회적 관계망이 흐릿해지면서 공허함과 무기력감이 덮치기 쉽습니다. 이러한 인생의 전환기에서 자전거는 생활의 활력과 희망을 채우는 '고수익 심리 재테크'로 행복 자산을 크게 불립니다.

인생 2막을 지탱하는 4대 심리적 자본 확충

자전거를 꾸준히 타는 사람들의 공통된 경험은 "몸의 변화보다 마음이 먼저 달라진다."라는 것입니다. 이 변화의 중심에는 긍정심리학에서 노후 삶의 질을 결정하는 핵심 자산으로 보는 심리적 자본이 있습니다. 심리적 자본은 '희망, 낙관주의, 자기효능감, 회복 탄력성'이라는 4가지 요소로 구성됩니다. 자전거는 심리적 자본의 4가지 구성 요소를 모두 강력하게 키워 줍니다.

① 희망(Hope): 스스로 설계하는 인생 내비게이션

희망은 막연한 낙관이 아니라 목표를 향해 나아가는 의지와 실행 가능한 경로를 찾는 능력의 합입니다. 직장에서는 조직이 정해준 목표를 향해 달렸다면, 자전거는 내가 가고 싶은 목적지를 스스로 정하고 최적의 루트를 설계하는 주체성을 회복시켜 줍니다.

이러한 과정은 중장년에게 익숙했던 '직장 내 정해진 목표'가 아닌 스스로 만드는 능동적인 삶의 목표를 되찾게 해줍니다. 매번 새로운 목표를 향해 페달을 밟고 경로를 탐색하는 경험은 "나는 원하는 곳에 도달할 수 있다."라는 심리적 희망을 내재화하는 훈련이 됩니다.

35년간의 공직 생활을 마친 G 씨는 은퇴 직후 공허감에 시달렸습니다. 그는 자전거를 시작한 후 '팔당역까지 가기'라는 작은 목표부터 이루면서 '제주도환상자전거길 완주'라는 중기 목표까지 스스로 설계하고 성공했습니다. 그는 "남이 그려준 지도가 아닌 내가 직접 그린 지도를 따라 목적지에 도착했을 때, 내 인생의 핸들을 다시 잡은 기분이었다."라고 말했습니다.

② 낙관주의(Optimism): 맞바람을 견디는 긍정의 힘

자전거 라이더에게 낙관주의란 긍정적 결과에 대한 기대이자 어떤 상황에서도 좋은 방향을 찾아내는 능력입니다. 라이딩 중 만나는 '맞바람'은 고통이지만 반환점을 돌면 나를 뒤에서 밀어주는 '순풍'이 됩니다. 긴 오르막 끝에는 반드시 환상적인 내리막이 기다리고 있습니다. 이 자연의 섭리를 몸으로 익힌 라이더는 삶의 부침(浮沈) 앞에서도 "이 또한 지나가며 결국 좋은 보상이 올 것"이라는 합리적 낙관주의를 갖게 됩니다.

자전거를 타면 예기치 않은 날씨 변화, 오르막길, 자전거 고장 등 다양한 변수에 노출됩니다. 자전거를 통해 도전에 익숙해진 사람은 이를 극복할 수 있는 과정 또는 새로운 경험으로 재해석합니다. 자전거로 신체적 한계를 극복하는 경험은 "미래의 어려움 역시 잘 해결해 나갈 수 있을 것이다." 라는 긍정적인 기대, 즉 낙관성을 강화합니다.

③ 자기효능감(Self-Efficacy): 숫자와 땀방울이 증명하는 자신감

중장년은 은퇴 후 '자신을 시험할 기회'가 크게 줄어듭니다. 그런데 자전거는 이동한 거리, 도달한 목적지, 상승한 고도 등 눈에 보이는 명확한 피드백을 제공합니다. 중장년에게 가장 필요한 것은 '작은 성공의 경험'입니다. 어제보다 10km 더 달리고 지난번에는 끌고 올라갔던 고개를 페달링으로 넘었을 때의 쾌감은 "나는 여전히 성장하고 있다."는 강한 메시지를 두뇌에 각인시킵니다.

"내가 아직도 이런 일을 해낼 수 있구나."라는 강력한 성취감은 자기효능감을 극적으로 회복시킵니다. 이 효능감은 자전거 영역에만 머무르지 않습니다. 새로운 사회활동이나 재취업 등 낯선 세계에 도전할 용기까지 심어주는 전이효과를 발휘합니다.

④ 회복 탄력성(Resilience): 안장 위에서 배우는 '다시 일어나는 법'

회복 탄력성은 역경으로부터 빠르게 회복하는 능력입니다. 역경을 겪은 후 이전보다 더 높은 수준으로 도약하는 능력입니다. 긴 오르막이나 맞바람 같은 힘든 상황을 이겨내면 반드시 내리막이나 순풍을 만나게 됩니다. 자전거는 힘든 순간을 참고 페달을 밟으면 결국 긍정적인 보상(성취감)이 따른다는 사실을 몸으로 체득하게 해줍니다.

라이딩 중 체력이 고갈되어 포기하고 싶은 순간, 혹은 예기치 못한 펑크로 멈춰 서야 하는 순간은 인생의 위기와 닮아있습니다. 그러나 숨을 고르고 다시 안장에 오르는 반복적인 경험은 심리적 근육을 단단하게 만듭니다. 고통을 회피하는 것이 아니라 고통과 함께 달리는 법을 배우는 것이야말로 중장년에게 필요한 진정한 회복력입니다.

이러한 경험은 삶의 역경과 어려움 속에서도 "견디면 반드시 다시 좋아진다."라는 심리적 자본을 키워줍니다. 라이딩 중의 작은 실패나 어려움을 해결하는 과정은 회복 탄력성을 키워주는 힘으로 작용합니다.

수익률 최고의 투자: '심리적 재테크' 솔루션

자전거는 평범한 운동이 아니라 미래의 위험(질병·우울·고립)을 방어하고 행복 자산을 불리는 고수익 재테크입니다. 자전거는 심리적 자본을 키우는 동시에 신체 리듬 붕괴를 바로잡아 우리 몸의 활력을 근본적으로 회복시킵니다.

① 신체 활력이 심리적 활력으로 이어지는 선순환

우리의 신체와 정신은 따로 분리된 것이 아닙니다. 자전거로 강화된 심폐기능은 뇌로 가는 혈류량을 늘려 인지 기능을 높이고 만성피로를 걷어냅니다. 몸이 가벼워지면 세상이 밝아 보이고, 밝아진 마음은 다시 밖으로 나가 활동하게 만드는 강력한 동력이 됩니다. 이것이 자전거가 만드는 '활력의 선순환 구조'입니다.

꾸준한 라이딩으로 심폐기능이 향상되면 일상 활동에서 피로감이 줄어듭니다. 몸이 가벼워지고 아침에 하루를 시작하는 마음의 밝기까지 변합니다. 신체적 활력이 상승하면 활동량이 증가하고 삶의 속도와 방향성을 긍정적으로 바꾸는 연쇄적인 파급 효과를 만들어냅니다.

② 노후의 3대 자산(건강·정서·관계)을 지키는 통합 솔루션

노후의 진정한 재테크는 실물자산 축적을 넘어 신체적 건강, 정서적 안정, 사회적 관계라는 3가지 핵심 기둥을 단단히 지켜나가는 것입니다. 자전거는 이 3가지 요소를 동시에 충족시키는 심리적 통합 솔루션입니다.

금융 재테크는 노후 경제를 책임지지만 자전거는 노후 3대 자산을 책임집니다. 건강자산으로 근육량과 심혈관 건강 유지로 의료비를 절감합니다. 정서자산으로 성취감과 자존감을 통한 정신적 풍요를 가져옵니다. 관계자산으로 커뮤니티 활동을 통한 사회적 소속감을 만들어 냅니다.

한 은퇴자 모임의 조사에 따르면 꾸준히 자전거를 타는 그룹은 그렇지 않은 그룹보다 삶의 만족도가 40% 이상 높았으며 우울감 척도는 현저히 낮았습니다. 자전거는 통장 잔고가 줄어드는 두려움을 매일 쌓이는 주행거리의 즐거움으로 상쇄해 줍니다.

자전거는 우리에게 말합니다. "너무 빨리 갈 필요는 없다. 다만 멈추지만 마라." 은퇴 후 겪는 상실감과 무기력은 인생의 끝이 아니라 새로운 코스로 진입하기 위한 오르막길일 뿐입니다. 자전거를 통해 길러진 희망, 낙관, 효능감, 회복 탄력성은 우리의 남은 인생 여정을 환하게 밝혀줄 든든한 자산이 될 것입니다.

다음 표는 자전거가 정서, 사회적 관계, 경제성 등에 기여하는 내용과 노후 재테크 관점의 가치를 정리한 것입니다.

자전거의 요소별 기여와 노후 재테크 가치

요소	자전거의 기여 내용	노후 재테크 관점의 가치
정서	스트레스 호르몬 감소, 우울감 완화, 성취감 제공	삶의 만족도 극대화, 정서적 안정성 확보
사회적 관계	자전거 동호회 모임 참여, 함께하는 여행	사회적 고립 방지, 새로운 인간관계망 확장
경제성	상대적으로 저렴한 비용 대비 높은 건강/정서적 효과	최고의 가성비 투자, 삶의 질 보장

자전거 페달을 돌리는 물리적 행위는 정신을 단련하고, 자신감을 재충전하며, 사회적 관계를 맺는 일련의 과정을 동반합니다. 이는 노후를 위한 투자이자 잃어버렸던 인생의 방향성을 다시 찾는 동력이 됩니다. 지금 안장에 오르는 것은 단순히 운동을 시작하는 것이 아닙니다. 우리의 내면에 잠들어 있던 활력을 깨우고 노후라는 긴 여정을 즐거운 탐험으로 바꾸는 최고의 심리적 투자를 시작하는 것입니다.

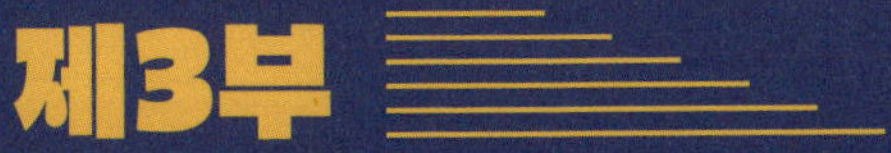

안전과 효율의 미학,
실전 라이딩 가이드

"도로 위에서 당신은 가장 약한 존재임을 잊지 마라.
하지만 그 위에서 가장 자유로운 존재이기도 하다."

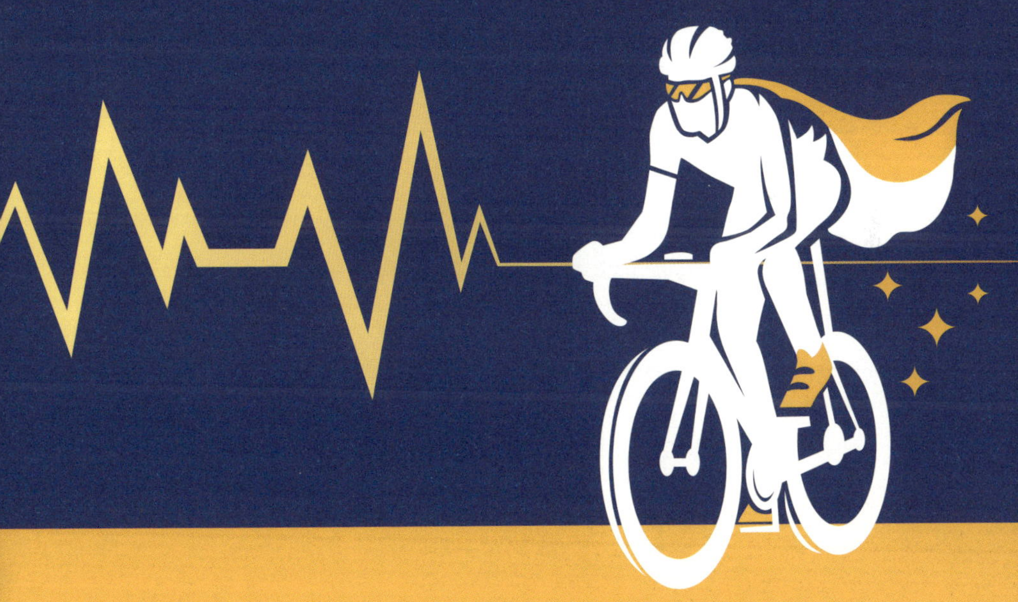

6장

내 몸에 최적화된
자전거 선택과 세팅 방법

자전거를 처음 시작하는 중장년에게 가장 중요한 것은 '비용'이 아니라 '지속 가능성'입니다. 나의 주된 라이딩 환경과 신체 조건에 맞는 자전거를 선택해야 몸에 무리가 가지 않으면서 흥미를 잃지 않고 꾸준히 운동을 즐길 수 있습니다. 자전거 유형별 상세 비교를 통해 나에게 가장 적합한 '파트너'를 찾아보겠습니다.

자전거는 내 몸의 가능성을 확장하는 '두 번째 근골격'입니다. 하지만 화려한 디자인이나 주변의 추천만 믿고 덥석 선택한 자전거는 얼마 못 가서 창고 신세를 면치 못합니다. 특히 관절의 유연성과 근력이 변하는 중장년에게는 '남들이 좋다는 자전거'가 아닌 '내 몸의 고유한 치수와 목적에 완벽히 피팅(Fitting)된 자전거'가 최우선이 되어야 합니다.

세상에는 수많은 자전거가 있지만 모든 자전거가 중장년의 무릎과 허리에 친절한 것은 아닙니다. 속도감 있는 로드 자전거, 안정적인 MTB, 편의

성의 하이브리드까지 각 기종의 특징과 장단점을 명확히 파악하는 것이 시작입니다. 프레임 크기와 안장 높이, 앞뒤 위치 등을 조정하는 피팅을 통해 자전거를 내 몸의 일부로 동기화하는 과정이 반드시 선행되어야 합니다.

이 장에서는 나에게 맞는 자전거와 안전 용품 선택법, 중복 투자를 막는 합리적인 구매 포인트까지 구체적으로 안내합니다. 우리의 라이딩 인생을 함께할 첫 번째 동반자를 고르는 일, 그 설레는 과정에서 가장 경제적이면서도 건강한 선택지를 보여줍니다. 나에게 딱 맞는 자전거를 만나는 순간, 비로소 진정한 라이딩의 즐거움이 시작됩니다.

자전거 종류별 특징과 장단점 비교

자전거를 선택할 때는 관절 건강, 승차감, 그리고 안전성을 최우선으로 고려해야 합니다. 자전거 종류는 로드 자전거(Road), MTB(산악자전거), 그래블 자전거(Gravel), 하이브리드 자전거(Hybrid), 미니벨로 자전거(Minivelo) 등 다양합니다. 요즘에는 전기 자전거도 많이 보입니다. 먼저 자전거 종류별 특징과 장단점을 알아보겠습니다.

로드 자전거 (Road Bike)

로드 자전거는 스피드를 극대화하기 위해 설계된 기종입니다. 자전거계의 '스포츠카'라고 불리며, 가장 가벼운 무게와 공기 저항을 최소화하는 디자인이 특징입니다.

① 주요 특징

로드 자전거의 특징인 드롭바(Drop Bar)[22]는 상체를 지면과 수평에 가깝게 바짝 숙이는 에어로 자세를 가능하게 합니다. 고속 주행 시 최대 장애물인 공기 저항을 획기적으로 줄여주며, 낮은 자세는 주행 안정성을 높입니다. 잡는 위치에 따라 다양한 손 포지션을 제공해 장거리 주행 시 손목과 어깨의 피로도를 분산시키는 인체공학적 이점을 제공합니다.

로드 자전거 타이어는 노면과의 접촉 면적을 최소화하기 위해 얇고 표면이 매끈한 형태로 설계되어 있습니다. 타이어는 구름 저항을 획기적으로 줄이고 가벼운 페달링으로도 폭발적인 가속력을 끌어낼 수 있습니다.

고속 주행 시 발생하는 강한 토크(Torque)[23]를 손실 없이 뒷바퀴로 전달하기 위해 프레임은 비틀림 강성이 매우 단단하게 제작됩니다. 이는 라이더의 근력을 온전히 추진력으로 바꾸는 고효율 주행 환경을 제공합니다. 특히 카본 등 첨단 소재를 활용한 초경량 차체는 중력 저항이 극대화되는 오르막길에서 경쾌한 등판 성능을 발휘합니다.

---

22) 드롭바(Drop bar)는 로드 자전거와 그래블 자전거 등에 주로 사용되는 핸들바로, 아래로 굽어진 형태를 보인다.

23) 토크(Torque)는 물체를 회전시키는 힘의 크기를 말한다.

② 장단점

로드 자전거가 제공하는 가장 독보적인 장점은 그 무엇과도 비교할 수 없는 압도적인 속도감과 경쾌한 주행 성능입니다. 이는 단순히 기분상의 차이가 아니라 공기 역학적 설계와 최첨단 소재 공학이 집약된 결과물이기 때문입니다.

로드 자전거는 불필요한 무게를 최대한 덜어낸 경량화의 정수입니다. 로드 자전거 특유의 기하학적 구조는 라이더의 자세를 낮춰 공기 저항을 획기적으로 줄여줍니다. 시속 20km가 넘으면서부터 커지는 공기 저항을 효율적으로 갈라내며 적은 힘으로도 더 먼 거리를 쉽게 주파할 수 있도록 돕습니다.

단점은 타이어가 얇아 펑크가 나기 쉽고, 충격 흡수 장치가 없어 지면의 진동이 몸으로 고스란히 전달되는 것입니다. 안장보다 핸들이 낮아 허리를 많이 숙여야 하므로 유연성이 부족한 초보자나 중장년에게는 허리, 손목, 목에 통증을 유발할 수 있습니다.

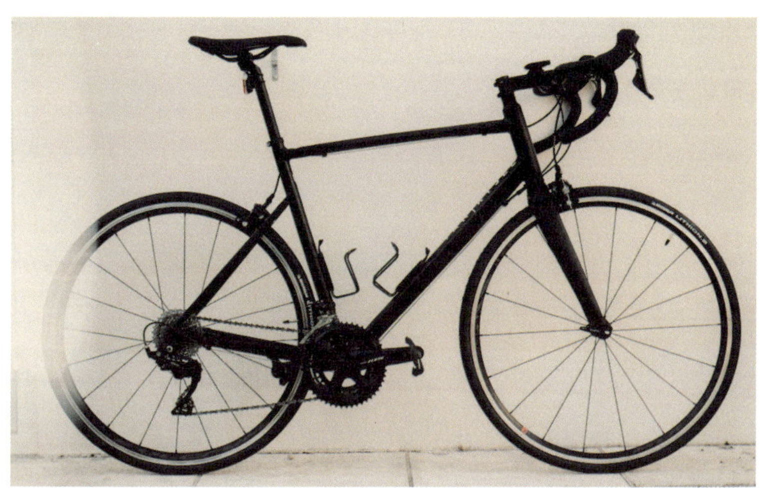

로드 자전거 (사진 제공: Pexels)

MTB (산악자전거)

산길이나 거친 비포장도로를 달리는 데 최적화된 MTB는 '내구성과 안정성'의 상징입니다. 자동차에 비유하자면 '정통 오프로드 4×4 차량'에 해당합니다.

① 주요 특징

MTB의 가장 큰 특징은 '서스펜션(쇼바)'입니다. 이 장치는 거친 비포장도로나 불규칙한 노면에서 발생하는 충격을 효과적으로 흡수하여 라이더의 손목, 척추, 무릎 관절을 보호합니다. 승차감을 높이고 지면과 타이어의 접지 상태를 안정적으로 유지함으로써 험로에서도 제동력과 조종성을 잃지 않게 돕는 핵심적인 안전장치입니다.

조향을 담당하는 핸들바는 좌우로 길게 뻗은 플랫바(Flat Bar) 형태로 설계되어 있습니다. 플랫바는 드롭바보다 훨씬 직관적이고 안정적인 조종성을 제공합니다. 넓은 핸들 폭은 지렛대 원리를 통해 거친 지형에서도 앞바퀴의 방향을 힘 있게 제어할 수 있게 합니다. 또한 상체를 세운 편안한 주행 자세를 유도해 시야 확보를 쉽게 만듭니다. 이러한 구조는 예기치 못한 장애물이 나타나는 산악 지형이나 임도에서 즉각 대처할 수 있는 여유를 제공합니다.

타이어는 폭이 굵고 표면에 굵직한 돌기가 솟아 있는 이른바 깍두기 패턴으로 제작되어 미끄러운 흙길이나 젖은 노면에서도 강력한 접지력을 발휘합니다. 낮은 속도에서도 큰 구동력을 낼 수 있도록 저단 기어비가 설정되어 있어, 가파른 산길에서도 경이로운 등판능력을 보여줍니다.

② 장단점

MTB의 가장 큰 장점은 어떠한 지형지물에서도 편안한 승차감과 주행 안전성에 있습니다. 견고한 프레임과 광폭 타이어는 거친 임도나 파손된 아스팔트 위에서도 노면 상태에 구애받지 않는 자유로운 이동을 보장합니다. 특히 고성능 서스펜션이 지면의 충격을 흡수하므로 관절이 좋지 않은 분들에게 권장됩니다. 이러한 기계적 장점은 "어디든 갈 수 있고 어떤 상황에서도 안전하다."라는 심리적 안정감을 제공합니다.

　반면에 MTB의 태생적 한계는 무거운 무게와 상대적으로 낮은 속도 효율입니다. 충격 흡수 장치와 튼튼한 차체 구조로 인해 로드 자전거보다 무게가 무겁습니다. 지면과의 마찰력이 큰 굵은 타이어 탓에 속도를 내기도 어렵습니다. 묵직한 무게는 자전거를 차량 거치대에 싣거나 계단을 이용해 운반할 때 다소 부담스러울 수 있습니다.

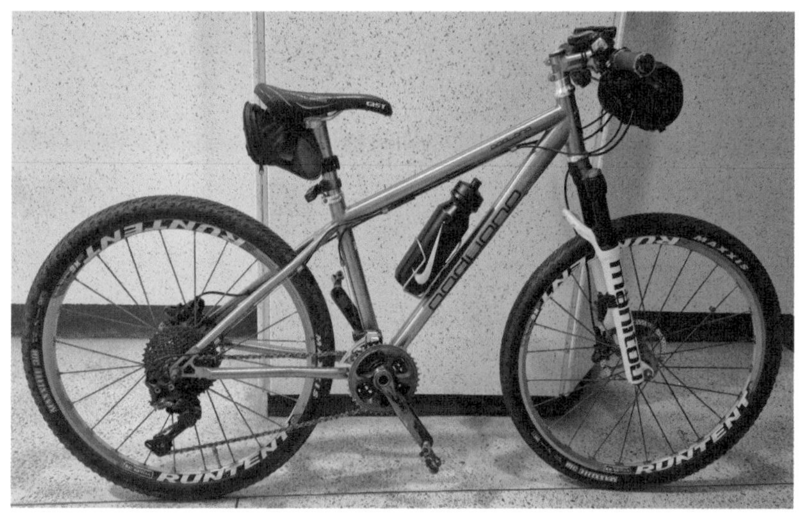

MTB (산악자전거)

그래블 자전거 (Gravel Bike)

　그래블 자전거는 로드 자전거의 속도감과 MTB의 험한 노면 돌파력을 결합한 '자전거계의 SUV'입니다. 최근 전 세계적으로 인기가 많아지고 있는 전천후 기종입니다.

① 주요 특징

그래블 자전거는 겉보기에 로드 자전거를 닮았습니다. 그러나 거친 비포장도로와 임도를 견딜 수 있도록 견고한 프레임과 광폭 타이어를 갖추고 있습니다. 로드 자전거 특유의 드롭바를 채택해 고속 주행 효율성을 유지하면서도, MTB의 안정적인 접지력과 내구성을 동시에 확보하고 있습니다. 이러한 특성 덕분에 포장도로에서 속도를 즐길 수 있고, 흙길이나 자갈길에서도 안전하게 돌파할 수 있는 주행 범용성을 가집니다.

특히 프레임 곳곳에 배치된 수많은 나사 구멍은 그래블 자전거를 '장거리 여행의 동반자'로 만들어주는 핵심 요소입니다. 핸들바, 포크, 프레임 삼각부 등 다양한 위치에 가방이나 랙을 자유롭게 장착할 수 있습니다. 이는 자전거 캠핑이나 수일간의 국토종주에 최적화된 적재 능력을 보여줍니다. 국토종주를 계획하는 중장년 라이더들에게 더 먼 곳까지 여유롭게 나아갈 수 있는 탐험의 자유를 선사합니다.

그래블 자전거의 지오메트리(Geometry)[24]는 속도에 치중하는 로드 자전거와 달리 장시간 주행에도 피로를 최소화할 수 있도록 편안한 구조를 취하고 있습니다. 휠베이스(Wheelbase)[25]를 길게 설계하여 직진 안정성을 높였습니다. 지면의 잔진동을 효과적으로 상쇄하는 프레임 설계를 통해 근육과 관절에 전달되는 스트레스를 낮췄습니다. 이러한 설계는 유연성이 다소 부족하거나 허리 통증을 염려하는 중장년에게 자세 부담 없이 라이딩에 몰두할 수 있는 환경을 제공합니다.

② 장단점

그래블 자전거의 최대 장점은 '범용성'입니다. 로드 자전거보다 안락한 승차감에 MTB보다 가벼운 페달링으로 속도를 낼 수 있습니다. 지형의 경계 없이 자유로운 탐험을 즐기고자 하는 라이더에게 최상의 만족감을 선사합니다. 자전거 한 대로 도심 출퇴근부터 국토종주, 가벼운 임도 라이딩까지 다양한 목적을 충족하고 싶은 중장년층에게 훌륭한 선택지가 됩니다.

단점은 '성능적 모호함'입니다. 아주 높은 평속을 유지해야 하는 로드 자

---

24) 지오메트리(Geometry)는 자전거 프레임의 각 튜브 길이, 각도, 휠베이스 등 구조적 치수를 뜻하며, 자전거의 주행 성능과 포지션을 결정하는 핵심 설계 요소이다. 이 치수들은 승차감, 안정성, 민첩성, 핸들링 특성을 좌우하며, 자신에게 맞는 자전거를 선택하고 피팅하는 기준이 된다.

25) 자전거 휠베이스(Wheelbase)는 앞바퀴 중심(허브)에서 뒷바퀴 중심까지의 수평 거리를 의미한다. 휠베이스는 자전거의 주행 안정성, 승차감, 조향 민첩성을 결정하는 핵심 요소이다. 휠베이스가 길수록 직진 안정성이 좋고, 짧을수록 민첩한 회전이 가능하다.

전거 팀 라이딩에서는 기어비와 타이어 저항 문제로 뒤처지기 쉽습니다. 서스펜션이 없는 구조적 특성상 험한 산악 지형에서는 MTB만큼 안정적인 충격 흡수를 기대하기 어렵습니다. 다양한 환경에 두루 맞추는 균형 잡힌 주행에 초점이 맞춰져 있어, 라이딩 스타일이 한쪽에 치우쳐 있다면 다소 애매하게 느껴질 수도 있습니다.

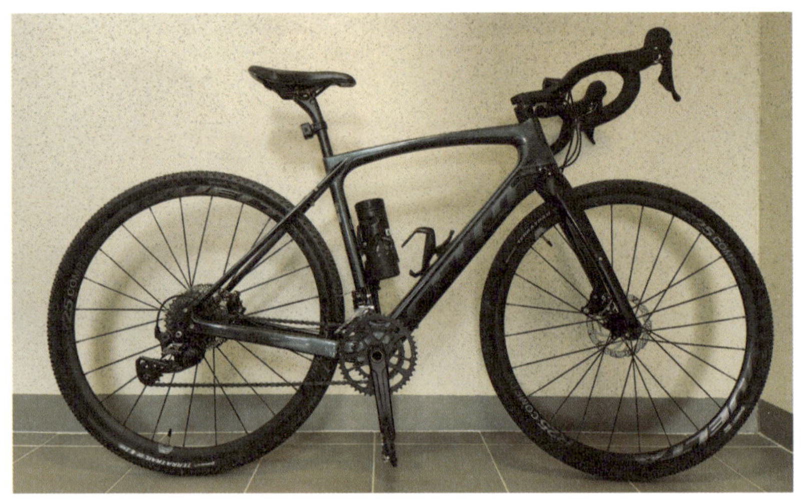

그래블 자전거

하이브리드 자전거 (Hybrid Bike)

이름 그대로 로드 자전거의 빠른 바퀴와 MTB의 편안한 핸들을 섞어 놓은 형태입니다. 주로 도심 출퇴근이나 가벼운 운동용으로 널리 쓰이는 대중적인 자전거입니다.

① 주요 특징

하이브리드 자전거는 로드 자전거의 표준 규격인 대형 휠(700C)을 채택하여 포장도로에서 주행 효율을 높였습니다. 여기에 MTB 스타일의 일자형 핸들바를 장착해 초보자도 안정적인 조종이 가능하도록 설계되었습니다. 이러한 구조적 조화는 도심 주행 시 잦은 정지와 출발 상황에서 라이더가 민첩하게 대처할 수 있는 환경을 제공합니다.

타이어 두께는 로드와 MTB의 중간 정도로 적당한 속도감을 즐기면서도 노면의 불규칙한 충격을 흡수하는 균형 잡힌 안정성을 확보했습니다. 대부분의 모델이 합리적인 가격대로 경제적 부담이 적어 자전거에 처음 입문하는 이들에게 많이 추천되는 기종입니다. 일상적인 운동부터 가벼운 주말 나들이까지 폭넓게 소화할 수 있습니다.

② 장단점

하이브리드 자전거의 가장 큰 장점은 양호한 가성비와 일상적 편의성에 있습니다. 별도의 적응 기간 없이 페달을 밟을 수 있는 편안한 상체 기립 자세를 제공합니다. 프레임 설계상 바구니나 짐받이 등 다양한 액세서리를 장착하기에도 좋습니다. 이러한 특성 덕분에 자전거도로나 공원에서 가벼운 운동과 장보기를 병행하려는 라이더에게 실용적인 선택지가 됩니다.

반면에 단점은 본격적인 스포츠 주행 시 드러나는 성능의 불확실성에 있습니다. 속도감을 즐기고 싶을 때는 로드 자전거가 그립습니다. 불규칙한 요철이 많은 길에서는 전용 서스펜션을 갖춘 MTB보다 손목 등 신체에 전해지는 피로도가 큽니다. 생활 밀착형 이동 수단으로는 훌륭하지만 전문 스포츠 영역으로 넘어가기에는 다소 아쉬움이 남습니다.

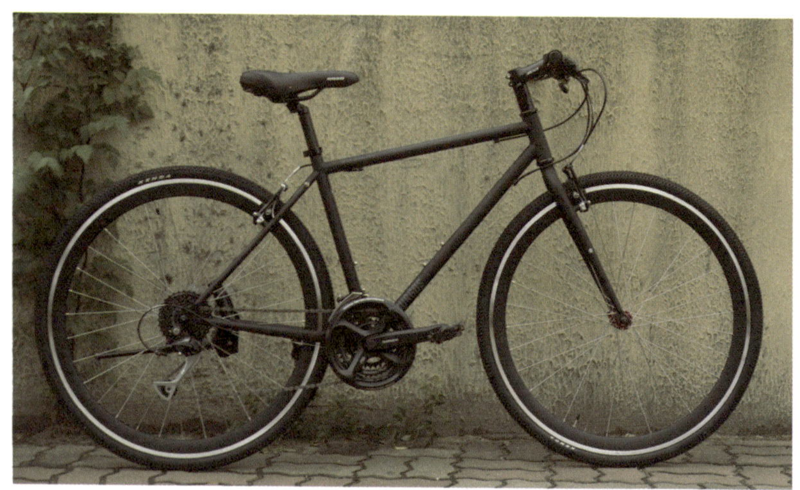

하이브리드 자전거(사진 제공: Pixabay)

미니벨로 자전거 (Minivelo Bike)

바퀴 크기가 20인치 이하인 작은 자전거를 뜻합니다. 프랑스어로 작다는 뜻의 '미니(Mini)'와 자전거라는 뜻의 '벨로(Velo)'가 합쳐진 이름입니다.

① **주요 특징**

미니벨로는 특유의 작은 바퀴 때문에 회전 관성이 낮습니다. 덕분에 신호 대기가 빈번한 도심 환경에서 민첩한 출발과 정지 등 뛰어난 순발력을 발휘합니다. 좁은 골목길이나 복잡한 인파 사이에서도 자유로운 조종이 가능합니다. 도심 속 카페나 명소를 탐방하는 '어반 라이딩'을 즐기기에 최적화된 기동성을 보여줍니다.

디자인 측면에서도 클래식함과 세련미를 동시에 갖추고 있어, 라이더의 개성을 표현하는 감각적인 패션 아이템으로 자리 잡고 있습니다. 작은 바퀴 덕분에 차체 지상고와 무게 중심이 낮게 형성되어 있어 승하차 시 안정적이고 편리합니다. 낮은 무게 중심은 주행 시 심리적 안정감을 제공합니다. 돌발 상황에서도 지면에 발을 빨리 닿을 수 있어 사고 예방에도 좋습니다.

② **장단점**

미니벨로의 독보적인 장점은 적재 및 보관 편의성에 있습니다. 접이식 프레임 구조 덕분에 별도 캐리어 없이도 자동차 트렁크에 쏙 들어갑니다. 집 안 현관이나 거실 한구석에 세워두어도 공간을 별로 차지하지 않습니다. 자전거 보관 문제로 고민하는 이들에게 실내 인테리어와의 조화를 해치지 않는 최상의 보관 솔루션을 제공합니다. 또한 평일에도 지하철 등 대중교통에 휴대하여 탑승할 수 있습니다. 단, 반드시 자전거를 완전히 접은 상태(폴딩)여야 합니다.

반면, 미니벨로의 구조적 한계는 주행 지속성과 고속 주행 시의 민감성에서 여실히 드러납니다. 바퀴가 작아 회전 관성이 낮기 때문에 페달링을 멈추면 속도가 빠르게 줄어듭니다. 휠베이스가 짧아 고속 주행 시 핸들 조작이 예민해집니다. 따라서 초보자에게는 다소 불안정하게 느껴질 수 있습니다. 또한 큰 바퀴보다 지면의 진동을 잘 흡수하지 못하기 때문에 라이더에게 충격이 많이 전달되는 경향이 있습니다.

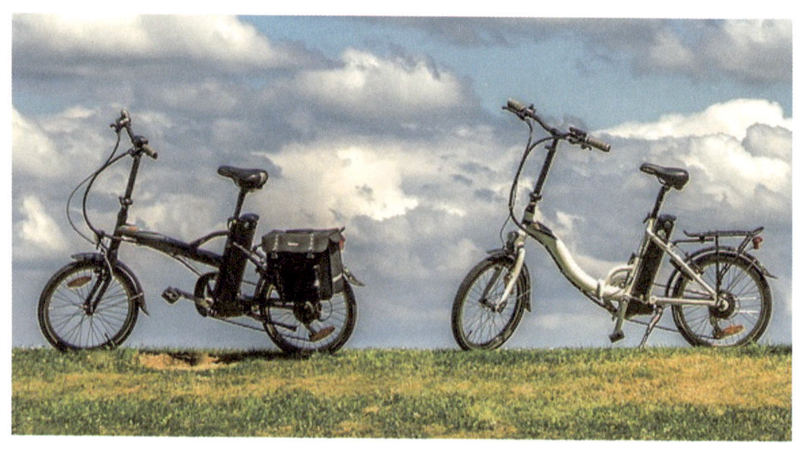

미니벨로 자전거(사진 제공: Pixabay)

전기 자전거 (e-Bike)

전기 자전거는 모터와 배터리의 힘을 빌려 주행하는 자전거입니다. 전기의 힘을 도움받아 달리기 때문에 큰 힘을 들이지 않아도 가볍게 잘 달립니다. 힘이 다소 부족한 중장년과 출퇴근 라이더들에게 혁명적인 변화를 가져온 기종입니다.

① 주요 특징

전기 자전거는 작동 방식에 따라 3가지 유형이 있습니다. 첫째, 페달 보조방식인 PAS(Pedal Assist System)입니다. 전기 자전거 페달과 전동기의 동시 동력으로 움직이는 방식입니다. 둘째, 스로틀(Throttle) 방식입니다. 전동기의 힘만으로 움직이는 방식입니다. 손잡이에 달린 가속기 레버를 조작하면 페달을 밟지 않아도 움직입니다. 셋째, 페달보조-스로틀 겸용방식입니다. 위의 2가지 방식을 모두 갖춘 것을 말합니다.

스로틀 방식과 페달보조-스로틀 겸용방식은 예전에는 자전거도로 통행이 금지되었지만, 관련 법률 개정에 따라 2020년 12월부터 자전거도로 통행이 가능합니다. 전기 자전거의 외부 형태는 하이브리드, MTB, 미니벨로 등 다양한 외관에 모터와 배터리가 장착된 모습입니다.

② **장단점**

가장 큰 장점은 '체력의 한계 극복'입니다. 가파른 오르막길이나 맞바람이 부는 날에도 땀 흘리지 않고 평지처럼 달릴 수 있습니다. 무릎 관절이 좋지 않은 분들도 부담 없이 라이딩을 즐길 수 있게 해주어 운동의 지속성을 높입니다.

단점은 무게와 가격입니다. 배터리와 모터 때문에 일반 자전거보다 최소 5~10kg 이상 무거워 배터리가 방전되고 나면 주행이 매우 힘들어집니다. 또한 주기적으로 배터리를 관리하고 충전해야 하는 번거로움도 있습니다.

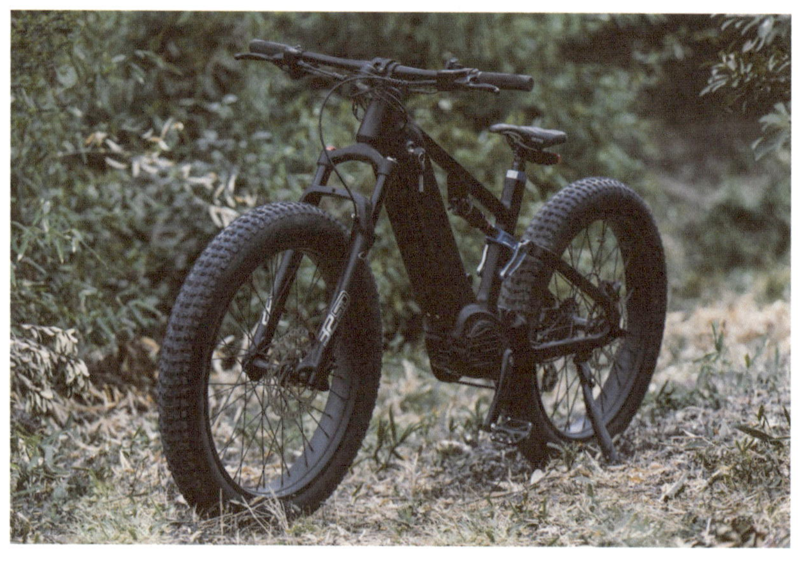

전기 자전거(사진 제공: Pexels)

MTB에서 그래블까지, 내 몸에 적합한 기종 분석

중장년이 본격적으로 라이딩을 시작한다는 것은 건강 증진, 스트레스 해소, 제2의 활력을 찾는 과정입니다. 입문 시기에는 자신의 신체적 조건(관절, 유연성)과 안전성을 먼저 고려해야 합니다. 앞서 살펴본 종류별 특징을 바탕으로 중장년 입문자에게 적합한 자전거 유형 3가지를 정리했습니다.

부동의 1순위: MTB(산악자전거) - 관절과 안전의 수호자

중장년 라이더들이 일반적으로 선택하기에 무난한 유형입니다. 실제로 산길이나 험로를 달리지 않더라도 MTB를 선택하면 좋은 명확한 장점이 있습니다.

첫째, 우수한 관절 보호 시스템입니다. MTB의 핵심인 서스펜션은 지면에서 올라오는 진동과 충격을 완화하거나 차단합니다. 이는 척추와 무릎 관절에 가해지는 피로를 획기적으로 줄여주어 장시간 라이딩 후에도 몸의 무리가 적습니다.

둘째, 압도적인 주행 안정성입니다. 굵고 돌기가 있는 타이어는 젖은 길이나 모래가 깔린 커브길에서도 미끄러짐을 방지합니다. 타이어 접지 면적이 넓은 덕분에 브레이크를 가볍게 잡더라도 확실한 제동력을 제공하여 돌발 상황 대응력도 높여줍니다.

셋째, 편안한 자세를 유지할 수 있습니다. 허리를 편하게 세울 수 있는 지오메트리는 시야 확보가 쉽습니다. 상체를 많이 굽혀야 하는 로드 자전거는 목과 어깨 통증이 고질적으로 발생하기 쉬운데 반해, MTB는 이런 점에서 자유롭습니다.

MTB는 평소 무릎이나 허리가 좋지 않은 분, 속도보다는 '안전성'과 '안락함'을 우선으로 하는 분들에게 적극 추천합니다.

신흥 강자: 전기 자전거(e-Bike) - 체력의 한계를 뛰어넘는 즐거움

전기 자전거는 최근 중장년 라이딩 문화의 패러다임을 바꾸고 있는 기종입니다. 부족한 '엔진(체력)'의 힘을 '모터'가 즉각 충분하게 채워줍니다.

첫째, 전기 자전거는 무릎 연골의 구원자입니다. 오르막길에서 무리하게 페달을 밟으면 무릎 연골에 많은 부하가 걸립니다. 전기 자전거는 경사로에서도 평지를 걷는 듯한 가벼운 힘만 요구하므로 관절 손상을 예방하며 유산소 운동 효과를 챙길 수 있습니다.

둘째, 심리적 거리감을 해소해 줍니다. "내가 저 멀리까지 갔다가 돌아올 수 있을까?"라는 두려움을 없애줍니다. 배터리 도움 덕분에 활동 반경이 일반 자전거보다 2~3배 더 넓어집니다. 이는 라이딩을 금방 포기하지 않게 만드는 강력한 동기로 작용합니다.

셋째, 동호회 활동 시에 다른 동호회원들과의 체력 격차를 해소해 줍니다. 체력이 좋은 청년들이나 숙련자들과 함께 달릴 때도 뒤처지지 않고 대열을 맞출 수 있습니다. 이는 동반 라이딩이 많은 동호회 특성에 맞춰 사회적 교류의 즐거움을 배가시킵니다.

전기 자전거는 장거리 여행을 꿈꾸는 분, 오르막길에 대한 공포가 있는 분, 체력이 약해져 운동을 망설이는 분들에게 우선 추천합니다. 평소에 자전거를 타지 않던 저의 지인 한 분도 은퇴 후 전기 자전거로 전국 일주를 하고, 전국 일주 경험을 담은 책까지 펴냈습니다.

합리적 대안:
그래블 자전거(Gravel Bike) - 속도와 편안함의 조화

그래블 자전거는 "나는 여전히 속도감을 즐기고 싶고, 멋진 디자인도 중요하다."라고 생각하는 액티브 시니어에게 적합합니다.

첫째, '로드의 속도 + MTB의 안정성'입니다. 로드 자전거의 날렵한 외형을 유지하면서도 굵은 타이어를 장착할 수 있습니다. 일반 로드 자전거보다 프레임이 길고 핸들 위치가 높아 장거리 주행 시 허리 통증이 훨씬 덜합니다.

둘째, 다목적 활용성입니다. 잘 닦인 자전거 전용도로는 물론, 시골의 흙길이나 거친 비포장 도로까지 주파하는 탁월한 범용성을 자랑합니다. 다양한 액세서리를 장착할 수 있고 대용량 가방 부착도 가능합니다. 이는 장거리 국토종주나 자전거 캠핑을 꿈꾸는 라이더들에게 최적의 확장성을 제공합니다. 자전거 한 대로 일상적인 운동부터 본격적인 오지 탐험까지 섭렵하고자 하는 분들에게 훌륭한 해답이 됩니다.

그래블 자전거는 로드 자전거의 드롭바 감성을 포기할 수 없는 분, 체력이 어느 정도 뒷받침되는 분, 본격적인 스포츠 라이딩에 입문하려는 분들에게 우선 추천합니다.

자전거 선택을 위한 종합 결론과 유의 사항

자전거를 고를 때 가장 경계해야 할 점은 "남들이 좋다는 것"을 무비판적으로 따르는 것입니다. 자전거 선택의 우선순위는 편안함 > 안정성 > 속도라는 점을 명심해야 합니다. 이러한 순서를 고려하여 내 몸에 적합한 자전거를 선택하는 것이 가장 현명한 방법입니다.

먼저 나의 현재 건강 상태를 정밀하게 체크하는 것이 중요합니다. 허리 디스크가 있다면 로드나 그래블보다는 상체를 세워 척추 부담을 줄여주는 MTB나 하이브리드가 좋습니다. 퇴행성 관절염 등으로 무릎 연골이 약해진 상태라면 전기 자전거를 고려하는 것도 좋습니다. 나의 신체 조건에 맞지 않는 기종 선택은 오히려 건강을 해치는 독이 될 수 있습니다.

보관 및 이동 편의성도 중요합니다. 전기 자전거나 MTB처럼 차체가 무겁고 크면 집 밖으로 나서는 자체가 부담될 수 있습니다. 거주지 엘리베이터에 자전거가 들어가는지, 차량의 트렁크나 뒷좌석에 적재가 가능한지도 미리 확인해야 합니다. 나의 생활 동선과 주거 환경을 고려하여 자전거를 선택하는 것이 필요합니다.

자전거를 내 몸의 일부로 만드는 피팅 기술

자전거를 선택했다면 내 몸에 맞게 피팅을 해야 합니다. 자전거를 편하고 즐겁게 타기 위해서는 자전거가 '내 몸과 하나처럼' 잘 맞아야 합니다. 어떤 종류의 자전거를 선택하든지 간에 나의 신체 사이즈와 맞지 않으면 독이 됩니다. 신체에 맞게 자전거를 피팅하는 것은 최적의 라이딩과 안전을 위해 가장 중요한 과정입니다.

올바른 피팅은 라이딩 효율성을 높이고 부상 위험을 줄이며, 편안함을 극대화합니다. 내 몸에 맞는 자전거 프레임 크기를 선택하고 안장 높이, 안장 앞뒤 위치, 안장 기울기 등을 정확하게 피팅하는 방법을 알아보겠습니다. 처음 자전거를 구입할 때는 자전거숍에서 전문가로부터 피팅을 받는 것이 좋습니다.

프레임 크기 선택

프레임 크기는 자전거 피팅의 첫 번째 단계이자 가장 중요한 핵심 요소입니다. 자전거는 한 번 구입하고 나면 되팔지 않는 한 교체할 수 없으므로 신중하게 선택해야 합니다. 프레임 크기는 라이더의 신장과 인심(Inseam)[26]을 기준으로 선택합니다. 자전거 각 브랜드별 권장 사이즈 차트를 참고하되, 애매할 때는 약간 큰 사이즈를 선택하고 안장 높이와 스템 조절[27]로 맞추는 것이 좋습니다.

① 신장 및 인심에 적합한 사이즈 선택

자전거 제조사에서는 신장과 인심 치수를 기준으로 권장 사이즈를 제공하고 있습니다. 프레임 사이즈는 신장을 기준으로 로드 자전거는 46~60(cm 단위), MTB는 13~21(인치 단위)을 주로 사용합니다.

---

26) 인심은 맨발로 섰을 때 바닥에서부터 가랑이(사타구니)까지의 다리 안쪽 길이를 의미한다. 내 몸에 맞는 자전거 프레임 사이즈를 선택하고, 안장높이를 설정하는 핵심적인 신체 지표이다.

27) 자전거 스템 조절은 핸들바와 포크(앞바퀴)를 연결하는 부품인 스템의 길이, 각도, 높이를 조절하여 라이더의 자세(상체 숙임 정도)와 조향 감각을 최적화하는 피팅 작업이다.

신장에 따른 자전거 프레임 사이즈 표

신장(cm)	로드바이크(cm)	MTB(인치)	프레임 크기
150~160	46~49	13~14	XXS~XS
160~168	49~52	15~16	S
168~175	52~54	16~17	M
175~182	54~56	17~18	L
182~188	56~58	19~20	XL
188 이상	58~60+	21 이상	XXL+

※ 위의 표는 일반적인 가이드라인입니다.
자전거 제조사 브랜드와 라이딩 스타일에 따라 다를 수 있습니다.

② 스탠드오버 높이(Stand Over Height) 고려

스탠드오버 높이는 지면에서 자전거 프레임의 탑튜브(Top Tube)[28] 상단까지의 높이를 나타냅니다. 안전한 멈춤과 착지를 위해 두 발로 땅을 딛고 섰을 때 가랑이와 탑튜브 사이에 3~5cm 정도 여유가 있는 것이 안전합니다.

③ 리치(Reach)와 스택(Stack)

리치는 페달 축 중심에서 헤드튜브(Head Tube)[29] 사이의 수평거리를 말합니다. 리치는 안장에서 핸들까지의 거리를 결정합니다. 이 거리가 너무 길면

---

28) 탑튜브는 자전거의 윗 프레임 파이프를 뜻한다.

29) 헤드튜브는 프레임의 가장 앞부분에 위치하여 포크와 핸들 부분을 연결하는 부위이다.

상체를 많이 굽혀야 하기 때문에 허리와 목 통증을 유발합니다. 너무 짧으면 무릎이 핸들에 부딪히거나 상체가 웅크려져 페달링 효율이 떨어집니다.

스택은 페달 축 중심에서 헤드튜브 상단 중앙까지의 수직거리를 말합니다. 스택이 높으면 상체가 세워져 편안한 장거리 주행에 유리하고, 낮으면 상체를 숙이는 레이싱 포지션이 됩니다. 이 두 수치를 통해 자신의 유연성과 주행 스타일에 맞는 최적의 프레임 사이즈를 선택할 수 있습니다.

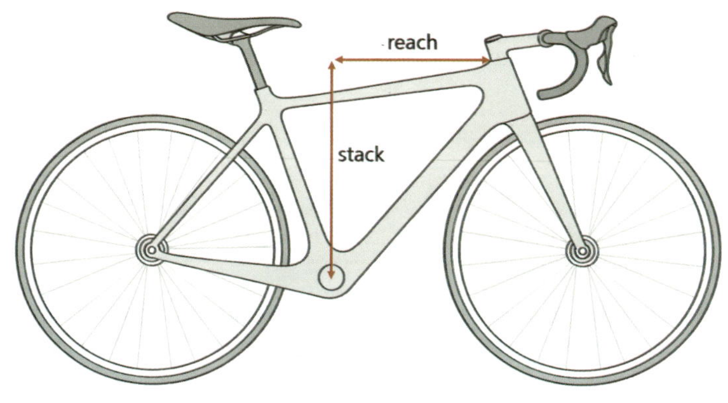

리치(Reach)와 스택(Stack)

프레임 크기가 맞지 않을 때의 문제점

① 프레임이 너무 클 때

첫째, 불안정한 자세 및 근육 긴장을 유발합니다. 핸들을 잡기 위해 몸을 과도하게 앞으로 뻗거나, 엉덩이가 안장 앞쪽으로 쏠리는 부자연스러운 자세를 취하게 됩니다. 어깨, 목, 등, 손목 등에 불필요한 긴장을 유발하고 통증을 초래할 수 있습니다.

둘째, 지면 착지의 어려움입니다. 정지 시 발이 땅에 닿기 어려워 불안정함을 느끼게 됩니다. 이는 초보자나 도심의 도로 주행 시에 특히 위험할 수 있습니다.

셋째, 힘 전달 효율이 감소합니다. 페달링 시 올바른 자세를 유지하기 어려워 라이더의 힘이 바퀴로 효율적으로 전달되지 않아 주행 성능이 저하됩니다.

② 프레임이 너무 작을 때

첫째, 무릎 통증을 유발합니다. 안장을 충분히 높일 수 없거나 다리를 제대로 뻗지 못해 무릎 관절에 과도한 부담을 주어 통증이나 장기적인 부상을 유발할 수 있습니다.

둘째, 불편한 자세를 유발하여 피로가 빨리 옵니다. 프레임이 작으면 몸을 웅크리는 자세를 취하게 되어 빠르게 피로해지고 장거리 주행이 힘들어집니다.

셋째, 조향 민감성이 높아집니다. 휠베이스가 짧아져 핸들 조종이 너무 민감해질 수 있습니다. 이는 고속 주행 시에 안정성을 떨어뜨릴 수 있습니다.

프레임 사이즈 선택 시 가장 중요한 것은 나의 신체 사이즈(특히 인심 길이)를 정확하게 측정하는 것입니다. 그리고 신체 사이즈에 따라 각 자전거 브랜드 및 모델의 사이즈 차트를 참고하여 적합한 사이즈를 고르는 것입니다. 무엇보다도 자전거숍을 방문하여 전문가의 피팅 서비스를 받고 직접 시승해보는 것이 가장 좋습니다.

안장 높이(Saddle Height) 조절 방법

자전거 안장 높이 조절은 부상 방지(특히 무릎), 주행 효율 향상, 편안함 증진을 위해 매우 중요합니다. 안장 높이가 너무 낮으면 무릎에 과도한 압력을 가하게 되어 무릎 관절 연골 손상과 통증을 유발합니다.

반면에 안장이 너무 높으면 페달링 시 엉덩이가 흔들리거나 허리를 과도하게 굽히게 되어 허리 통증을 유발하고 척추 디스크에 압력을 가하게 됩니다. 페달을 밟는 힘의 손실을 가져와 주행 성능이 저하되며 부상 위험도 높아집니다.

안장의 이상적인 높이는 페달이 가장 아래(6시 방향)에 있을 때 다리를 쭉 펴면 발뒤꿈치가 페달 중앙에 닿는 상태입니다. 이 높이는 허벅지의 힘을 손실 없이 페달로 전달하여 페달링 효율을 극대화합니다. 장거리 주행 시 무릎 관절에 가해지는 압박과 통증도 크게 줄여줍니다.

안장 높이를 조절하는 방법은 다음과 같습니다.

먼저, 안장에 앉아 페달이 가장 아래에 위치할 때 발뒤꿈치를 페달의 중앙에 올려놓습니다. 이 상태에서 무릎이 완전히 펴지도록 안장 높이를 설정합니다. 다만, 다리를 펼 때 골반이 좌우로 흔들리면 안 됩니다. 그다음 발볼의 가장 넓은 부분으로 페달 중앙을 밟습니다. 이 자세에서 무릎이 약 20~30도 정도 살짝 굽혀지면 이상적입니다.

안장 높이가 맞지 않을 때 나타나는 문제점

① 안장이 너무 높을 때

첫째, 무릎 뒤쪽과 바깥쪽에 통증이 발생할 수 있습니다. 안장이 높으면 페달이 가장 아래에 있을 때 무릎이 과도하게 펴져 뒷무릎 인대와 근육에 무리가 갑니다. 또한 골반이 흔들리며 무릎 바깥쪽(장경인대)에 통증을 유발할 수 있습니다.

둘째, 엉덩이와 회음부에 통증이 유발됩니다. 안장이 높으면 페달을 끝까지 밟기 위해 엉덩이가 좌우로 과도하게 흔들리게 됩니다. 이 과정에서 좌골(엉덩이 뼈)이 안장과 계속 마찰되어 안장통이 심해집니다. 회음부도 압박을 받아 통증이 유발됩니다.

셋째, 자세가 불안정해지고 허리 통증도 나타납니다. 엉덩이가 좌우로 흔들리며 자세가 불안정해지고 자전거 제어가 어려워질 수 있습니다. 또한 상체를 지나치게 앞으로 숙이거나 허리 근육을 과다하게 사용하게 만들어 통증을 유발합니다.

② 안장이 너무 낮을 때

첫째, 무릎 연골에 무리가 가고 무릎 앞부분에 통증이 생깁니다. 안장이 낮으면 무릎이 과도하게 굽혀진 상태로 페달링을 하게 되어 무릎 앞부분(슬개골 주변)에 지속적인 압박이 가해집니다. 이에 따라 무릎 연골에 무리가 가고 무릎 앞쪽에 통증이 발생할 수 있습니다.

둘째, 페달링 효율이 저하되고 허벅지와 종아리 근육에 피로가 옵니다. 페달링 시에 다리를 충분히 펴지 못해 페달링 효율이 떨어집니다. 또한 허벅지 앞쪽에 과도한 힘이 집중되고 엉덩이의 둔근을 활용하지 못해 근육이 빠르게 피로해집니다.

셋째, 안장통과 허리 통증을 유발합니다. 체중이 핸들과 페달로 분산되지 않고 대부분 엉덩이로 집중됩니다. 이로 인해 안장통이 심해지고 혈액

순환이 잘 되지 않아 회음부 저림 현상이 나타납니다. 페달링 시 체중이 하체로 제대로 전달되지 않아 허리 통증도 유발합니다.

안장 앞뒤 위치 조절 방법

안장 높이 못지않게 중요한 것이 안장의 앞뒤 위치입니다. 자전거 안장의 앞뒤 위치가 올바르지 않으면 신체 통증, 부상 위험 증가, 페달링 비효율 등 다양한 문제가 발생할 수 있습니다. 라이더의 체중 분산과 근육 사용 패턴에 직접적인 영향을 미치기 때문입니다.

안장 앞뒤 위치를 조절하는 방법은 다음과 같습니다. 안장에 앉아 평소 페달링할 때처럼 발볼이 가장 넓은 부분을 페달 중앙에 올립니다. 그다음 페달이 지면과 수평(3시 방향)이 되도록 맞춥니다. 무릎 앞부분(슬개골 바로 밑)에서 실이나 추 같은 것으로 수직선을 내렸을 때 이 선이 페달 축 중앙으로 떨어지면 됩니다.

만약에 수직선이 페달 축 앞으로 떨어진다면 안장을 뒤로 이동시킵니다. 수직선이 페달 축 뒤로 떨어진다면 안장을 앞으로 이동시킵니다. 안장의 앞뒤 위치를 조절한 후 시트 클램프를 단단히 조여 고정합니다.

안장의 앞뒤 위치를 조절하기 전에 먼저 안장 높이를 올바르게 맞추는 것이 중요합니다.

안장 위치가 올바르지 않을 때 발생하는 문제점

① 신체 통증 및 부상 위험 증가

첫째, 무릎과 아킬레스건에 통증이 발생할 수 있습니다. 안장이 너무 앞에 있으면 무릎 앞쪽에 통증이 발생할 수 있습니다. 페달링 시 무릎 관절에 과도한 압력이 가해지기 때문입니다. 반대로 안장이 너무 뒤에 있으면 햄스트링이 과도하게 펴져서 무릎 뒤쪽이나 아킬레스건 통증을 유발합니다.

둘째, 손과 어깨, 목 등에 긴장과 통증이 생깁니다. 안장이 너무 앞쪽에 있으면 상체와 핸들바에 체중이 과도하게 실리면서 손과 손목에 저림이나 통증이 발생합니다. 또한 목과 어깨 근육이 긴장될 수 있습니다.

셋째, 허리 통증과 안장통도 발생합니다. 안장 위치가 잘못되면 라이딩 자세가 부자연스러워지면서 허리에 부담을 주어 통증이 발생합니다. 또한 페달링 시에 무게 중심이 한쪽으로 쏠리거나 자세가 불안정해지며 엉덩이와 회음부가 압박을 받아 안장통이 발생합니다.

② 주행 성능 저하 및 핸들링 불안정 유발

첫째, 비효율적인 페달링을 유발하여 주행 성능이 저하됩니다. 안장이 너무 앞쪽에 있으면 대퇴사두근이 과도하게 사용되고 둔근과 햄스트링 사용은 줄어들어 전체 출력이 떨어집니다. 안장이 너무 뒤쪽에 있어도 페달을 밟는 힘이 약해지고 오르막에서 힘을 내기 힘들어집니다.

둘째, 자전거 핸들링도 불안정해집니다. 안장이 너무 앞쪽에 있으면 상체 하중이 핸들 쪽으로 쏠려서 작은 움직임에도 핸들링이 예민해질 수 있습니다. 너무 뒤쪽에 있어도 앞바퀴에 실리는 하중이 줄어들어 오르막에서 앞바퀴가 가벼워지고 핸들링 반응이 느려집니다.

안장 각도 조절 방법

자전거 안장 각도 조절은 안장통을 줄이고 허리와 어깨, 손목에 가해지는 하중을 분산시켜 부상을 예방합니다. 각도 조절은 편안하고 효율적인 페달링을 가능하게 하는 매우 중요한 과정입니다. 안장 각도가 잘못되면 체중이 특정 부위에 쏠려 통증이 생기고 상체가 불안정해져 운동 효과를 떨어뜨립니다.

일반적인 안장 각도는 수평이 기본입니다. 특별한 이유가 없다면 안장을 지면과 수평이 되도록 맞추는 것이 바람직합니다. 만약에 수평 상태에서 불편함을 느낀다면 나에게 맞는 편안한 각도를 찾아 체중을 안장의 넓은 부분으로 분산시키는 것이 중요합니다.

안장 각도가 맞지 않을 때 발생하는 문제점

① 안장 각도가 너무 높을 때(안장코가 들렸을 때)

첫째, 회음부를 압박해 통증이 발생합니다. 체중이 안장의 좁은 앞부분(안장코)에 집중되어 회음부에 과도한 압력이 가해지며 통증을 유발합니다. 손목, 어깨, 목 통증도 나타납니다. 상체에 불필요한 힘이 들어가면서 이들 부위에 긴장이 발생하고 통증을 유발합니다.

둘째, 페달링 비효율과 허리 통증이 나타납니다. 페달을 밟을 때 엉덩이가 좌우로 흔들리게 되어 페달링 효율이 떨어집니다. 허리 통증도 발생합니다. 안장에 앉을 때 골반이 뒤로 기울어져 구부정한 자세가 되면서 허리에 지속적인 부담을 줄 수 있습니다.

② 안장 각도가 너무 낮을 때(안장코가 내려갔을 때)

첫째, 체중이 앞으로 쏠리면서 핸들바를 잡은 손과 팔에 체중이 과도하게 실리게 됩니다. 앞으로 쏠리는 체중을 지탱하기 위해 손목과 어깨, 팔에 지속적으로 힘이 들어가 손 저림이나 통증을 유발할 수 있습니다.

둘째, 무릎 통증과 불안정한 자세가 유발됩니다. 안장 높이가 낮을 때와 유사하게 무릎 관절에 가해지는 부담이 커져 무릎 앞쪽에 통증이 발생하고 무릎 연골에 무리가 옵니다. 엉덩이가 앞으로 미끄러지는 것을 막기 위해 라이딩 자세도 불안정해집니다.

자전거 프레임 크기와 함께 안장 높이, 안장 앞뒤 위치, 안장 각도 등 3가지 요소를 정확히 맞추는 것은 지속 가능한 라이딩의 기본입니다. 셀프 피팅 방법으로 통증이나 불편함이 지속된다면 자전거숍에서 전문가로부터 정밀한 피팅을 받는 것이 좋습니다.

자전거 안전 장비와
용품 선별 가이드

자전거 장비는 단순한 액세서리가 아닙니다. 자전거를 타다가 넘어지거나 사고 발생 시 생명을 보호하고 부상을 최소화하는 필수 안전용품입니다. 특히 중장년층은 부상에서 회복하는 속도가 더디므로 안전 장비에 대한 투자는 아끼지 말아야 합니다.

자전거 안전 필수품은 머리 보호용 헬멧, 시야 확보 및 보호용 고글, 자전거의 존재를 주변에 알리는 전조등과 후미등, 손 보호와 그립감을 높이는 장갑이 기본입니다. 자전거 의류, 벨, 자물쇠, 펌프, 물통 등도 안전하고 편안한 라이딩을 위해 중요합니다. GPS 속도계는 주행거리와 속도 등이 표시되고 주행기록이 관리되므로 목표 설정과 체계적인 훈련 등에 요긴합니다.

신체 보호 용품

① 자전거 헬멧: 가장 중요한 안전 장비

헬멧은 자전거를 타다가 넘어져 지면과 충돌했을 때 머리 부상을 막는 가장 중요한 장비입니다. 헬멧은 생명을 지키는 필수적인 안전장비입니다. 충돌 시 헬멧의 내부 소재가 충격 에너지를 흡수하여 머리로 전달되는 충격을 크게 줄여줍니다. 순발력이 느려질 수 있는 중장년 라이더에게 헬멧 착용은 필수적이라 할 수 있습니다.

자전거 헬멧 선택은 안전인증(KC 인증) 확인, 두상에 맞는 핏(아시안핏 추천), 적정 무게(500g 이하)와 통풍성, 고글과의 조합, 턱끈과 다이얼 조절 편의성을 종합적으로 고려해야 합니다. 단순히 비싼 것보다 내 머리에 잘 맞고 편한 헬멧을 고르는 것이 중요합니다.

서구형 모델은 옆 짱구가 많은 한국인 두상에 맞지 않아 통증을 유발할 수 있습니다. 가급적 아시안 핏 모델을 써보고 선택하는 것이 좋습니다. 통기성도 아주 중요합니다. 헬멧에 구멍이 적절히 뚫려 있어야 머리에서 발생하는 열을 방출하고 땀을 증발시켜 쾌적성을 높입니다.

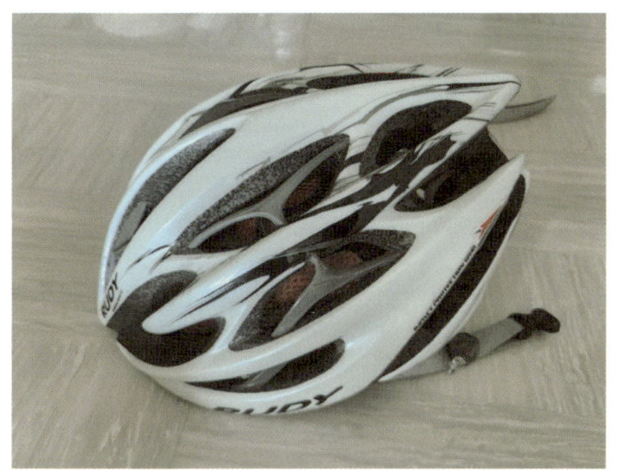

자전거 헬멧

② 자전거 의류(상·하의)

자전거 의류는 쾌적함, 성능, 안전을 극대화하기 위해 다양한 기능을 제공합니다. 자전거 의류는 단순한 운동복이 아니라 신체를 보호하고 라이딩 효율을 극대화하는 '장비'의 개념에 가깝습니다. 저지(Jersey)라고 불리는 상의와 어깨끈이 달린 바지 형태인 빕숏(Bib Shorts) 등의 하의가 있습니다.

자전거 하의는 엉덩이 패드가 있어 안장통을 완화해주며 땀을 빨리 흡수하고 배출하는 흡한속건 기능이 있습니다. 공기 저항 감소, 근 피로도 저감, 허벅지 피부 쓸림 방지 등의 기능도 있어 장거리 라이딩 시에는 필수적으로 착용하는 것이 좋습니다.

자전거 의류는 상의도 중요하지만, 하의가 핵심입니다. 자전거 입문 후 가장 고통스러운 것이 엉덩이 통증입니다. 하의만큼은 저가형보다는 고품질 젤 패드나 폼 패드가 들어간 전문 브랜드 제품을 선택하는 것이 좋습니다.

상의는 가급적 형광색이나 밝은 원색 등 시인성이 높은 색상을 선택하는 것이 좋습니다. 이는 자동차 운전자나 다른 라이더에게 자신의 위치를 쉽게 눈에 띄도록 하여 충돌 사고를 예방합니다. 특히 도심 주행이나 야간, 흐린 날씨에서는 시인성을 높이는 것이 생명 보호와 직결된다는 점을 고려해야 합니다.

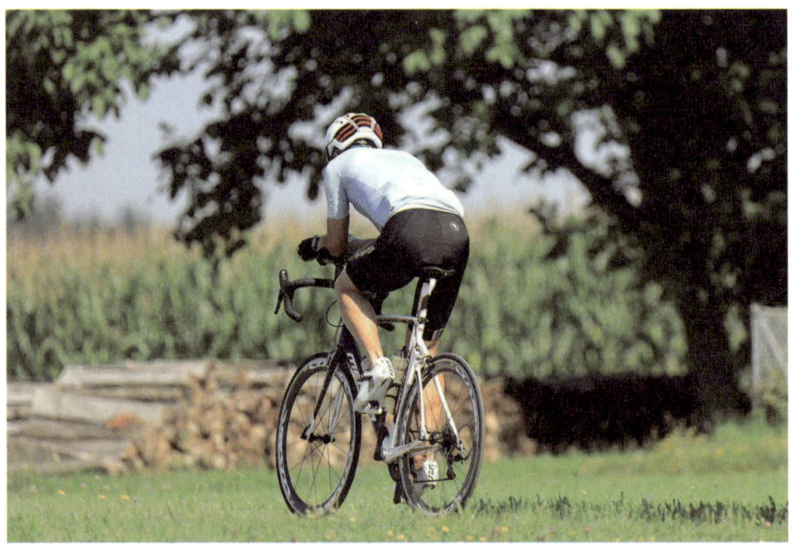

자전거 복장을 착용한 라이더(사진 제공: Pixabay)

③ 자전거 장갑

자전거 장갑은 핸들을 잡은 손바닥의 미끄럼을 방지합니다. 넘어졌을 때 손바닥 찰과상 등 부상도 막아줍니다. 방수 기능이 있는 것을 고르는 것이 좋습니다. 겨울용 장갑은 보온 기능을 고려하고, 여름용 장갑은 땀 배출이 쉬운 통기성 소재가 좋습니다.

장갑은 사이즈 선택이 중요합니다. 평소에 착용하는 사이즈보다 한 치수 작게, 손에 꽉 끼고 텐션이 유지되는 것이 좋습니다. 라이딩 환경(계절·온도)에 맞는 보온성과 통기성, 손바닥 쿠션, 조작성(반장갑·풀장갑)을 고려하여 선택하면 안전성과 편안함을 높일 수 있습니다.

손바닥 패드가 있는 장갑이 좋습니다. 라이딩 시에 노면 진동이 직접 손목에 전달되므로 젤 패드가 있는 제품이 손목 터널 증후군 예방에도 좋습니다. 그립감 유지도 중요합니다. 땀이 나도 핸들이나 브레이크 레버에서 손이 미끄러지지 않도록 미끄럼 방지가 처리된 것을 고르기 바랍니다.

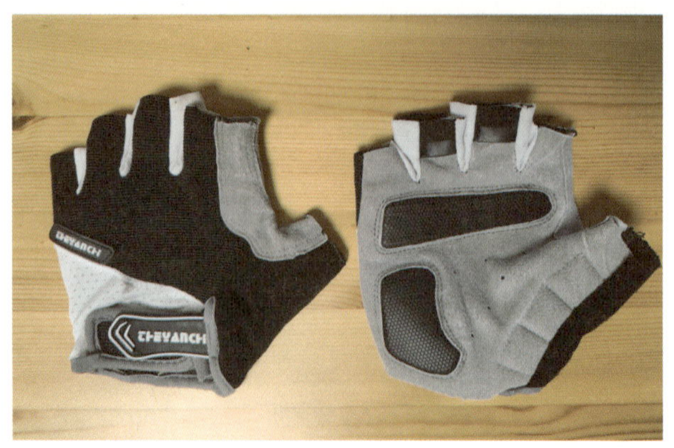

자전거 장갑(반장갑)

④ 고글

자전거 고글은 햇빛, 자외선, 강한 바람, 날벌레, 흙먼지, 물방울 등 이물질로부터 눈을 보호하고 시야를 확보해줍니다. 고글은 안전하고 쾌적한 라이딩을 돕는 필수품입니다. 안구에 전달되는 직접적인 공기 압력을 막아 눈의 피로를 줄여줍니다. 돌발사고 시에는 눈과 얼굴에 상처를 낼 수 있는 이물질과 파편을 막아주는 역할도 합니다.

고글 선택 시에는 라이딩 환경에 맞는 디자인(크기·형태), 렌즈 종류(변색·미러), 헬멧과의 조화, 그리고 얼굴 사이즈에 맞는 밀착감을 고려해야 합니다. 로드 자전거에는 바람막이 기능이 있는 제품이, MTB에는 안면 고정력이 높은 고글이 중요합니다. 착용 방법은 헬멧 끈 바깥쪽으로 착용하여 사고 발생 시에 눈 보호 효과를 높이는 것이 좋습니다.

요즘에는 안경을 착용하는 분들을 위해 안경 위에 쓰는 고글도 판매되고 있습니다. 저도 시력이 좋지 않아 안경을 끼는데, 안경 위에 쓰는 고글을 구입하여 라이딩 시에 잘 쓰고 있습니다. 안경 위에 고글을 덧쓰더라도 착용감에 별다른 불편함이 없습니다.

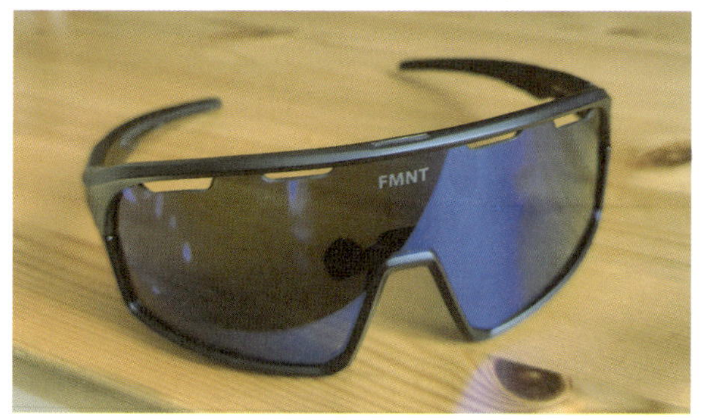

자전거 고글

자전거 부착 장비

① 전조등과 후미등

전조등과 후미등은 야간 또는 안개 등으로 시야가 흐린 낮 시간에 나의 위치를 알리고, 앞을 밝혀 안전을 확보합니다. 전조등은 500~800루멘 이상의 밝기를 권장합니다. 후미등은 주간 라이딩 시에도 켜두면 안전성 확보에 큰 도움이 됩니다. 브레이크 감지 기능(감속 시 더 밝게 빛남)이 있는 모델은 뒤따르는 라이더나 자동차에게 명확한 신호를 줍니다.

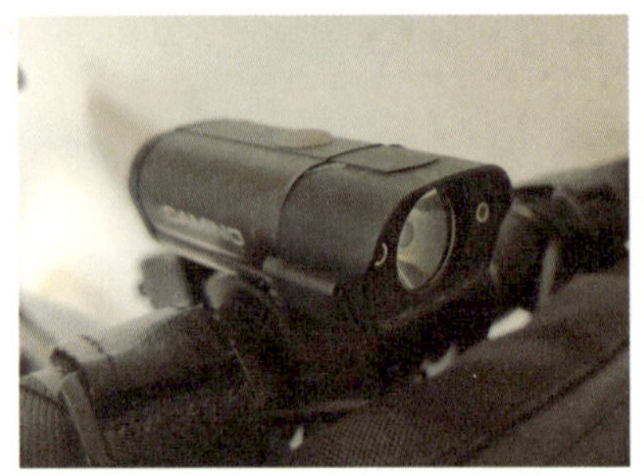 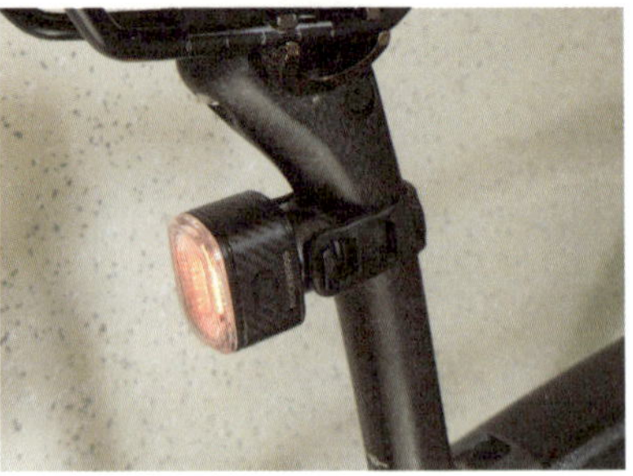

자전거 전조등(좌), 후미등(우)

② 벨 등 경음기

보행자나 다른 자전거에게 자신의 존재를 알립니다. 벨은 보행자나 다른 라이더를 놀라게 하거나 위협적이지 않도록 맑고 고운 소리가 나는 제품이 좋습니다.

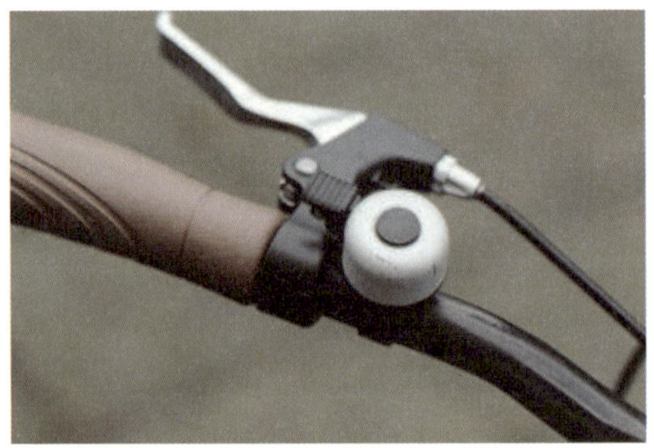

핸들에 장착한 자전거 벨(사진 제공: Pexels)

③ GPS 속도계

자전거 GPS 속도계는 라이더의 주행 데이터를 입체적으로 관리하는 스마트 기기입니다. 인공위성 신호를 수신해 실시간 속도, 고도, 주행 경로(GPS 로그)를 오차 없이 기록합니다. 내비게이션 기능을 통해 낯선 길에서도 안전한 경로 탐색을 돕습니다.

스마트폰 앱과의 실시간 연동은 물론 파워미터[30]와 같은 외부 센서와 연결하면 라이딩 효율을 과학적으로 분석할 수 있어 체계적인 훈련이 가능해집니다. 이러한 정밀 데이터는 자신의 기록 경신에 도전하는 강력한 지표가 됩니다. 또한 주행 후 기록을 공유하고 분석하는 과정에서 꾸준한 라이딩 동기를 부여하고 성취감을 극대화해줍니다.

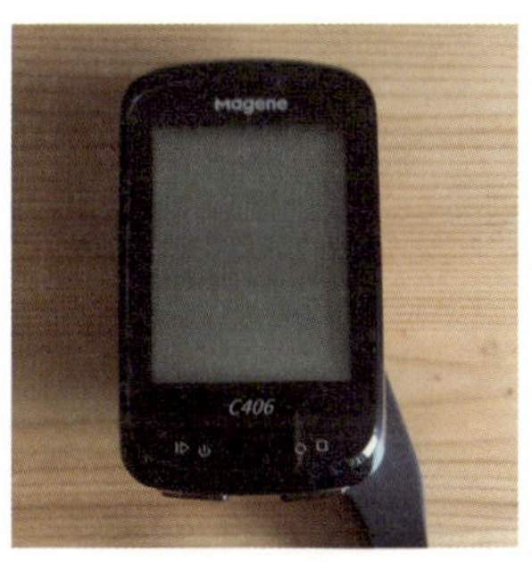

자전거 GPS 속도계

---

[30] 파워미터는 자전거 페달링 시 가하는 힘을 와트(W) 단위로 측정하여 객관적이고 정확한 훈련 강도를 제시하는 장치이다. 토크와 케이던스를 측정하여 근육 피로도, 페달링 효율을 분석하고 효율적인 페이스 조절과 계획적인 훈련을 가능하게 해준다.

자전거 주행 편의용품

① 자전거 물통

자전거 물통은 라이딩 중에 멈추지 않고 물이나 스포츠 음료를 마실 수 있도록 설계되어 탈수를 예방하고 운동 효과를 높입니다. 라이딩 시에는 수시로 수분을 보충해주는 것이 필수적입니다. 특히 여름철 등 고온의 날씨에는 탈수 위험이 높으므로 물통이 꼭 필요합니다.

물통은 500ml 이상의 넉넉한 사이즈를 추천합니다. 또한 여름철에 시원함을 유지하는 보냉 기능과 추울 때 따뜻한 보온 기능이 있는 물통은 날씨 변화에 따른 신체 온도 유지에 큰 도움을 줍니다.

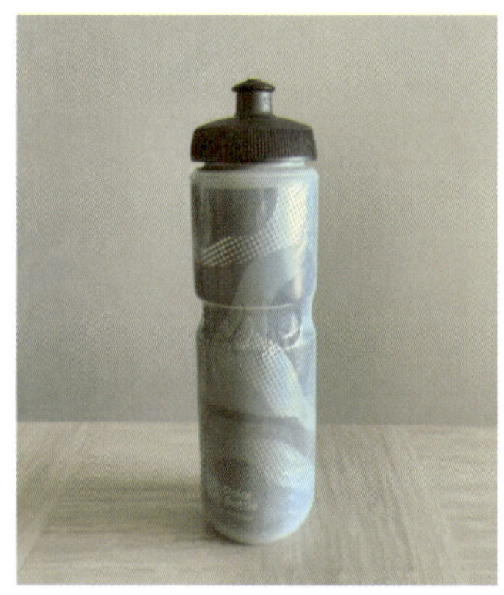

자전거 물통

② 자전거 장착 소형 가방

자전거에 장착하는 소형 가방은 라이딩의 편의성을 높이는 아이템입니다. 자전거 안장 아래, 핸들 가운데 또는 프레임 탑튜브 등에 장착합니다. 핸드폰, 지갑, 열쇠, 보조 배터리 등과 에너지바, 초콜릿 등 라이딩 시에 보충할 간식을 수납하는 용도로 요긴합니다.

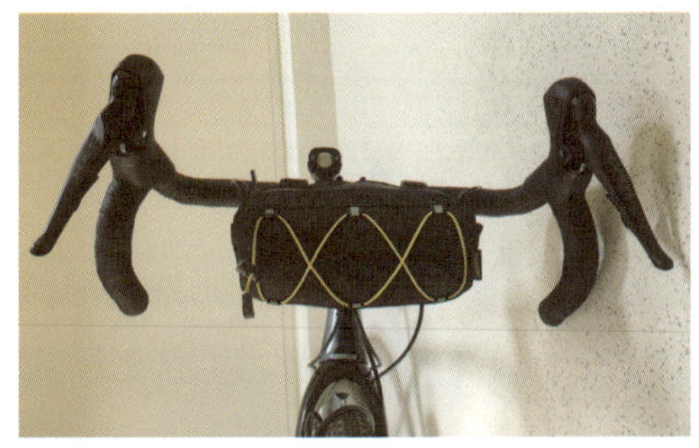

자전거 핸들에 장착한 소형 가방

③ 핸드폰 거치대

핸드폰 거치대는 라이딩 중 핸드폰을 안전하게 고정하여 내비게이션, 음악 감상, 운동 기록 등의 기능을 편리하게 사용할 수 있도록 돕는 액세서리입니다. 핸드폰 거치대는 다양한 디자인의 제품이 출시되어 있습니다. 각자의 취향과 용도에 따라서 선택하면 됩니다.

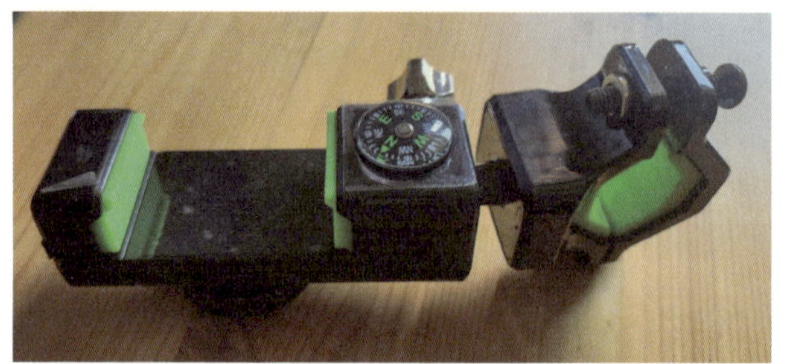

자전거 핸드폰 거치대

④ 자전거 자물쇠

자전거 자물쇠는 도난 방지라는 기본 기능과 함께, 요즘에는 위치 추적 및 경보 기능 등을 제공하는 제품도 출시되어 있습니다. 강도 높은 금속을 이용한 물리적 절단 방지, 강력한 경보음, 스마트폰 앱과 연동한 자동 잠금 기능을 갖춘 자물쇠도 있습니다.

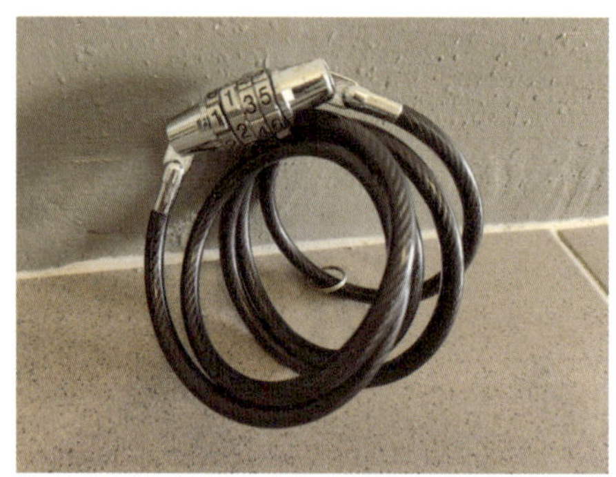

자전거 자물쇠

비상 정비 및 관리 용품

① 멀티툴(Multi-tool)

자전거 멀티툴은 다양한 사이즈의 육각 렌치, 드라이버, 체인 툴 등 정비 필수 도구를 하나로 묶은 휴대용 공구입니다. 안장 조절, 핸들바 고정, 체인 파손 등 주행 중 발생하는 돌발 상황에 대응할 수 있어 라이딩 필수품으로 꼽힙니다.

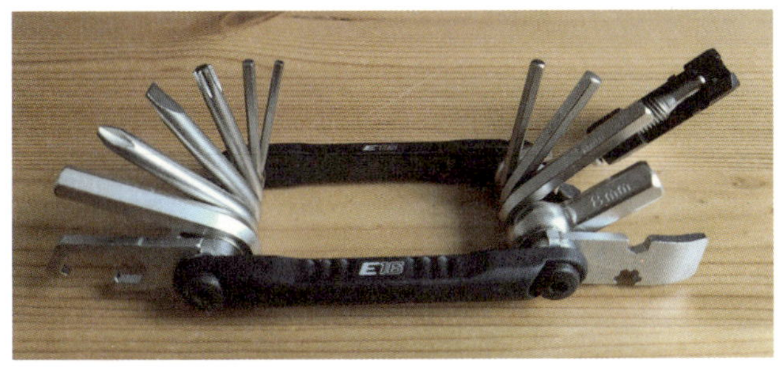

자전거 멀티툴

② 자전거 펌프

자전거 펌프는 타이어 내부에 공기를 주입하여 적정 압력을 유지하고 라이딩 시 접지력과 승차감을 향상시키는 도구입니다. 주 펌프(스탠드형)는 효율적인 공기 주입 및 공기압 체크에 사용합니다. 휴대용/CO_2 펌프는 비상시 빠른 조치를 가능하게 합니다.

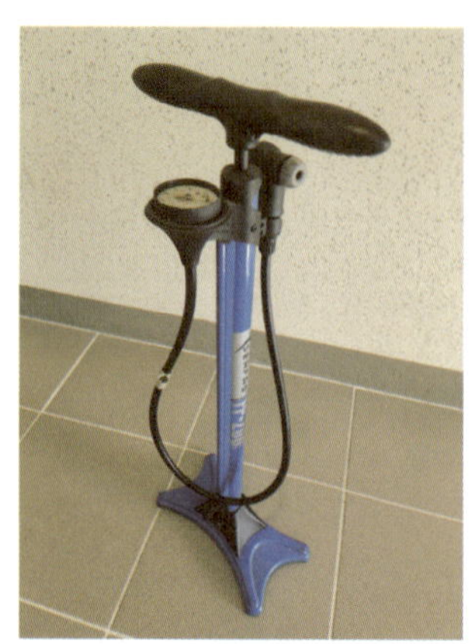

스탠드형 자전거 펌프

③ 체인 오일 및 클리너

체인 관리는 자전거 성능과 수명에 결정적인 역할을 합니다. 체인이 깨끗하고 매끄러워야 자전거가 힘 손실 없이 부드럽게 달릴 수 있고 부품 수명도 연장됩니다. 정기적인 체인 청소와 오일 도포는 변속 성능을 유지하고 부품 마모를 줄입니다.

체인오일은 체인의 마찰을 줄여 페달링을 부드럽게 하고 소음을 제거하며 녹을 방지하는 윤활제입니다. 구동계 마모를 늦춰 수명을 연장합니다. 점도에 따라 건식과 습식으로 나뉩니다. 체인오일은 체인 링크당 한 방울씩 도포 후 잔여물을 닦아내는 것이 중요합니다.

체인 클리너(디그리서)는 체인의 묵은 기름때, 흙먼지, 금속 가루 등을 제거하여 주행 성능을 높이고 부품 수명을 연장합니다. 찌든 때 분해, 체인 링크 내부 세척, 녹 방지 기능이 있습니다. 체인에 분사한 후 브러시로 문지르고 닦아냅니다.

자전거는 라이딩 전후에 수시로 관리해주는 것이 바람직합니다. 체인 클리너를 사용하여 체인을 잘 닦고 체인오일만 제때 발라줘도 스프라켓(Sprocket)[31]과 체인 링의 수명이 2배 이상 늘어납니다.

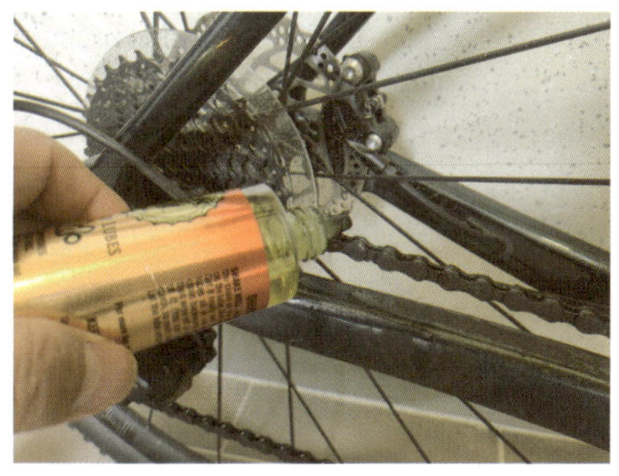

자전거 체인 오일

---

31) 자선거 스프라켓(Sprocket)은 뒷바퀴에 장착된 톱니바퀴들을 말한다. 카세트(Cassette)는 이 톱니바퀴들이 뭉쳐진 기어 세트를 뜻한다.

자전거 본체 및 장비·용품 구매 포인트

자전거 본체와 장비 등을 구매하는 데 들어가는 초기 예산 책정은 매우 중요합니다. 너무 저렴한 자전거는 성능이나 안전성 면에서 아쉬움을 남겨 조기에 자전거를 교체하는 이중 투자를 하게 만듭니다. 너무 고가의 자전거도 초기 비용에 상당한 부담을 줄 수 있습니다.

입문자에게 권장되는 예산 범위는 성능과 안전성이 확보되는 합리적인 선이 좋습니다. 초기 비용은 총 150만 원에서 400만 원 수준으로 책정할 것을 권장합니다. 이는 자전거 본체 및 필수 안전 장비와 용품을 모두 포함한 금액입니다.

자전거 본체와 필수 장비·용품 예산과 구매 포인트를 다음과 같이 정리했습니다. 자전거 본체는 중장년 라이더에게 적합한 MTB와 그래블 자전거를 비교 대상으로 선정했습니다. 본체는 100~300만 원, 장비와 용품은 50~100만 원 범위에서 책정했습니다.

MTB(산악자전거)

MTB는 로드 자전거에는 장착되지 않은 서스펜션이라는 핵심 부품이 중요한 요소가 됩니다. 자전거 서스펜션은 노면에서 올라오는 충격을 줄이고 안정성을 높이는 핵심 부품입니다. 프레임 소재와 구동계 등급도 중요한 요소입니다. 이들 요소를 고려한 자전거 본체의 가격대별 특징은 다음과 같습니다.

① 100~200만 원 미만: 신뢰할 수 있는 하드테일(Hardtail)[32] 입문

이 가격대는 튼튼한 내구성과 MTB 본연의 기능에 충실한 구간입니다. 주로 하드테일 모델이 주를 이룹니다. 프레임은 상급 알루미늄 프레임이 주종이며, 가성비 브랜드에서는 입문용 카본 프레임을 선택할 수 있습니다.

구동계는 시마노 데오레(Deore) 또는 SLX 등급(11~12단)이 주로 장착됩니다. 이 등급은 험로 주행에서도 체인이 잘 이탈되지 않고 변속이 정확하여 자전거도로나 임도 등 비포장길을 달리기에 충분한 성능을 제공합니다.

서스펜션은 공기압으로 충격을 조절하는 에어 서스펜션이 장착되기 시작합니다. 에어 서스펜션은 저가형 코일 서스펜션보다 훨씬 부드러운 승차

---

32) 하드테일(Hardtail)은 앞바퀴에만 서스펜션이 있고 프레임이 단단하게 고정된 MTB를 의미한다. 페달링 효율이 좋아 오르막길과 평지 주행에 강해 입문용으로 인기가 많다.

감을 제공합니다. 이 가격대에서는 프레임 소재가 카본인지보다는 '서스펜션이 에어 방식인지'를 먼저 확인하는 것이 좋습니다.

② 200~300만 원 이하: 안락함과 경량화의 완성

이 가격대부터는 자전거 무게가 가벼워지고 충격 흡수 능력이 비약적으로 향상되어 장거리 라이딩 시에도 피로도가 크게 줄어듭니다. 프레임은 경량 카본 프레임이 주로 장착됩니다. 카본 프레임은 알루미늄보다 가볍고 진동 감쇄 기능이 뛰어나 손목과 어깨로 전달되는 미세 진동을 효과적으로 흡수합니다.

구동계는 시마노 XT 등급이 표준입니다. 시마노 XT는 동호인들이 선호하는 상급 구동계로 변속감이 부드럽고 가볍습니다. 레이싱급인 XTR의 기술을 이어받아 내구성과 정확한 변속 성능이 뛰어난 숙련된 라이더용 모델입니다.

서스펜션은 폭스(FOX)나 락샥(RockShox) 등 전문 브랜드의 에어 쇼바가 장착됩니다. 폭스는 강한 반응성과 정교한 컨트롤 능력으로 미세한 진동까지 잡아내는 성능을 갖고 있습니다. 락샥은 부드러운 리바운드 특성 덕분에 다루기가 쉽습니다.

가격대가 300만 원에 근접하면 알루미늄 프레임의 풀 서스펜션(Full

Suspension)[33] 입문급 모델과, 상급 카본 하드테일 사이에서 고민하게 됩니다. 만약 허리 통증이 있다면 무겁더라도 충격을 확실하게 잡아주는 풀 서스펜션을 추천합니다. 가벼운 주행과 속도를 원한다면 경량 카본 하드테일이 정답입니다.

MTB 구입 시 가격대별 비교

구분	100~200만 원 구간	200~300만 원 구간
프레임	알루미늄 또는 가성비 카본	경량 고강성 카본
구동계	시마노 데오레 / SLX	시마노 XT / 스램 무선 전동
서스펜션	보급형 에어 서스펜션	상급 에어 서스펜션(폭스/락샥)
무게	12~13kg대	10~11kg대

라이딩 환경에 따른 추천 가격대는 다음과 같습니다. 동네 주변과 자전거도로 위주로 라이딩할 경우에는 100~200만 원대 알루미늄/카본 하드테일로도 충분합니다. 장거리와 비포장 숲길 등 노면이 거친 곳일 경우에는 200~300만 원대 카본 하드테일을 추천합니다. 카본 프레임과 상급 서스펜션 조합은 장시간 주행과 험로에서도 몸에 쌓이는 피로도를 크게 낮춰줍니다.

---

33) 풀 서스펜션은 지전거 앞바퀴와 뒷바퀴에 모두 서스펜션이 장착된 MTB를 뜻한다. 험난한 지형에서 노면 충격을 효과적으로 흡수해 승차감과 접지력을 높인다. 다운힐이나 고난이도 트레일 주행에 안정성을 제공한다.

무릎과 허리 보호를 우선으로 고려할 경우에는 풀 서스펜션 모델을 추천합니다. 앞뒤 서스펜션이 지면 충격을 분산시켜 라이더의 피로를 줄이고 거친 지형에서도 자전거를 제어하기 쉽습니다. 무릎 관절과 척추 건강 측면에서 매우 중요한 역할을 합니다.

결론적으로, 중장년이 MTB를 처음 시작한다면 200만 원 중반대의 카본 프레임 + 시마노 XT 구동계 조합이 성능과 가격, 사후 관리 측면에서 가장 무난한 선택이 될 것입니다.

그래블 자전거

중장년 입문자에게 그래블 자전거는 매력적인 선택지입니다. 로드 자전거의 속도감을 즐기면서 MTB의 안정성과 편안함을 동시에 챙길 수 있기 때문입니다. 100~300만 원 범위에서 자전거 본체 프레임 소재, 구동계, 그리고 그래블만의 특화된 부품을 중심으로 정리했습니다.

① 100~200만 원 미만: 탄탄한 기본기의 입문

이 가격대는 주로 상급 알루미늄 프레임과 카본 포크(Fork)[34] 조합이 주를 이룹니다. 그래블 주행의 재미를 느끼기에 충분한 구성입니다. 프레임

---

34) 자전거 포크(Fork)는 핸들바와 앞바퀴를 연결하는 두 갈래 포크 모양의 부품이다.

은 내구성이 좋은 알루미늄 프레임이 주종입니다. 포크는 지면 진동을 흡수하기 위해 카본 소재를 선택하는 것이 좋습니다.

구동계는 그래블 전용 구동계인 시마노 GRX 400/600 시리즈가 장착됩니다. 로드 구동계보다 기어비가 낮아 언덕을 오르기 쉽고, 거친 길에서도 체인이 잘 빠지지 않도록 설계되어 있습니다. 타이어는 35~40c 정도의 비교적 폭이 넓은 타이어가 장착되어 안정성이 높습니다.

이 가격대에서는 기계식 브레이크보다는 유압식 디스크 브레이크가 장착된 모델을 고르는 것이 좋습니다. 유압식 디스크 브레이크는 오일 압력을 이용해 적은 힘으로도 강력하고 세밀한 제동력을 발휘하기 때문입니다.

② 200~300만 원 이하: 장거리 투어링과 최상의 승차감

이 가격대에서는 풀 카본(Full Carbon) 프레임이 장착되며, 장거리 라이딩 시 몸으로 전해지는 피로도가 획기적으로 줄어듭니다. 풀 카본 프레임은 카본 특유의 탄성이 자갈길이나 고르지 못한 포장도로의 진동을 흡수해 줍니다. 허리와 어깨 통증 예방에 큰 도움이 됩니다.

구동계는 시마노 GRX 800 시리즈 또는 전동 변속기(GRX Di2 혹은 스램 Apex/Rival eTap)를 노려볼 수 있습니다. 본격적인 자전거 캠핑 여행을 고려한다면 프레임에 가방을 달 수 있는 나사 구멍이 많은 모델을 선택하는 것이 좋습니다.

그래블 자전거 구입 시 가격대별 비교

구분	100~200만 원 구간	200~300만 원 구간
프레임 소재	알루미늄 + 카본 포크	풀 카본(Full Carbon)
구동계 등급	시마노 GRX 400/600(기계식)	시마노 GRX 800 / 전동 구동계
변속 단수	주로 10단 ~ 20단	11단 ~ 22단(더 세밀한 기어비)
무게	10kg 초반대	8kg 후반 ~ 9kg대

다음은 중장년을 위한 그래블 자전거 선택 팁입니다.

첫째, 엔듀런스 모델을 권장합니다. 엔듀런스는 장시간 라이딩에서도 편안함을 잃지 않도록 인체공학적으로 설계된 모델입니다. 핸들 위치가 높고 상체가 어느 정도 세워지는 '엔듀런스/투어링' 성향의 모델을 선택하면 장시간을 타더라도 허리가 아프지 않습니다.

둘째, 그래블 자전거의 핵심은 타이어입니다. 매장에서 자전거를 구입할 때 40mm 이상의 폭이 넓은 타이어로 세팅하면 MTB 부럽지 않은 안락한 승차감을 얻을 수 있습니다. 로드 자전거와 비슷한 속도감을 즐기고 싶다면 폭이 좁은 타이어를 선택하면 됩니다.

무거운 MTB는 부담스럽고 딱딱한 로드 자전거는 무서운 입문자에게 카본 그래블 자전거는 '더 멀리, 더 편하게' 갈 수 있는 최적의 선택이 될 것입니다. 특히 200만 원 중반대의 카본 모델은 입문자가 체감할 수 있는 성능과 안락함을 제공합니다.

카본 vs 알루미늄 자전거 특징 비교

구분	카본(Carbon Fiber)	알루미늄(Aluminum Alloy)
무게	가벼움	가벼운 편
강성 및 반응성	높음(설계 자유도가 높아 원하는 부분의 강성을 높일 수 있음)	높음(전체적으로 단단함)
진동 흡수 (승차감)	우수(잔진동 흡수력이 뛰어나 장거리 라이딩 피로도 감소)	보통(노면 진동을 비교적 직접적으로 전달)
내구성	전반적인 충격에 강하지만, 부분적인 강한 충격(크랙)에 취약해 파손 위험이 있음	튼튼하고 내구성이 뛰어남(충격 시 찌그러지거나 휘어지지만 파손 위험은 적음)
부식 여부	녹슬지 않음(부식에 강함)	소금물(땀) 등에 의해 부식될 수 있음
가격	고가(제조 과정이 복잡하고 정밀하여 비쌈)	저렴한 편(대량 생산이 용이하여 경제적)
주요 용도	레이싱, 장거리 라이딩, 성능 중시 라이딩	입문, 출퇴근, 투어링(짐받이 장착 용이), 일상 라이딩

장비와 용품 예산: 50~100만 원

자전거 본체만큼이나 중요한 것은 신체 보호 장비와 용품입니다. 특히 중장년은 자전거에서 넘어졌을 때 부상 위험이 더 크고 장시간 라이딩 시 체온 조절과 관절 보호가 필수적입니다. 따라서 장비와 용품은 신중하게 선택할 필요가 있습니다.

신체 보호 장비와 용품들은 인터넷 쇼핑몰에 다양하게 소개되어 있으니 나에게 적합한 것을 구입하면 됩니다. 자전거숍을 방문하여 전문가의 안내를 받아 구입해도 좋습니다. 헬멧, 자전거 의류 등 용품을 구매할 때는 앞에서 설명한 내용을 참고하여 선택할 것을 권장합니다.

신체 보호 장비와 용품을 구매할 때 예산 배분 팁은 다음과 같습니다.

첫째, 전체 예산에서 하의(패드 바지) 구입에 큰 비중을 두기 바랍니다. 하의는 페달링의 편안함에 결정적인 영향을 미칩니다. 안장통을 줄여주는 효과도 큽니다. 엉덩이가 아프면 자전거를 타기가 꺼려집니다. 상의는 기능성만 갖추었다면 이월 상품 등을 선택해도 착용감과 주행 시 활동성에 큰 지장이 없습니다.

둘째, 헬멧은 사고 발생 시에 머리가 받는 충격을 흡수하는 생명 보호 장치와 같습니다. 나에게 맞는 디자인을 선택하면서 안전 인증(KC 인증, CE 등)을 받은 제품인지 확인합니다. 헬멧은 시간이 지나면서 충격 흡수 기능이 저하됩니다. 3~5년 주기로 교체하는 것을 권장합니다.

셋째, 고글은 눈을 보호하고 시야를 확보해주는 핵심 용품입니다. 너무 저렴한 제품은 렌즈의 품질이 낮아 어지럼증을 유발하거나 자외선 차단 기능이 약해 눈 건강을 해칠 수 있습니다. 변색 렌즈나 편광 렌즈 고글은 터널 내부나 강한 햇빛 아래에서도 시야를 확보해줍니다.

많은 입문자가 자전거 본체에는 과감하게 투자하면서도 의류, 고글, 장갑, 신발 등 용품에는 소홀한 경우가 많습니다. 신체 보호 용품은 만일의 사고에 대비하여 내 몸을 보호하는 갑옷 역할을 하는 만큼 입문 시점에 꼭 함께 갖추시길 바랍니다.

위에 제시한 자전거 본체 및 장비, 용품 예산 가이드와 구매 포인트는 참고용입니다. 각자의 취향에 따라서 더 높은 가격의 자전거를 선택해도 무방합니다. 금액을 더 투자하면 더 가볍고 성능 좋은 자전거를 얻을 수 있어 만족도가 높아집니다. 다만, 입문자가 500만 원 이상의 자전거로 시작하는 것은 권장하지 않습니다.

7장

부상 없이 안전한
라이딩 기본자세와 기술

자전거 라이딩의 핵심은 효율성과 안정성, 그리고 '안전하게 타기'라 할 수 있습니다. 올바른 자세와 기술은 부상을 방지하고 운동 효과를 극대화합니다. 라이딩의 즐거움을 지속하게 만드는 필수 요소이기도 합니다. 특히 관절에 부담을 주지 않고 힘을 효율적으로 사용하는 기술을 익히는 것이 중요합니다.

자전거는 정직한 운동 기구입니다. 내가 가한 힘을 바퀴에 전달하지만 잘못된 자세와 무리한 라이딩은 관절과 근육 손상으로 되돌아옵니다. 많은 이들은 자전거를 '그냥 타기만 하면 되는 운동'으로 인식합니다. 그러나 부상 없이 평생 자전거를 즐기기 위해서는 내 몸과 자전거가 완벽한 합을 이루는 기술적 조화가 필수적입니다.

안전한 라이딩은 출발 전 ABC(Air, Brake, Chain) 점검에서 시작됩니다. 내 몸을 지키는 최소한의 장치를 확인하는 습관이 사고를 미리 방지합니다. 올바른 라이딩 자세와 효율적인 페달링 기술은 단순히 힘을 덜 쓰는 방법이 아닙니다. 무릎과 척추에 가해지는 불필요한 압력을 제거하여 운동을 '노동'이 아닌 '치유'로 만드는 핵심 열쇠입니다.

또한, 돌발 상황에 대처하는 안전 라이딩 기술과 라이딩 전후의 스트레칭과 보강 운동은 부상의 사각지대를 없애주는 보험과 같습니다. 이 장에서는 우리의 자전거 인생을 더 즐겁고 건강하게 만들어 줄 과학적인 라이딩 기술과 몸 관리법을 다룹니다. 기본을 마스터하는 순간, 자전거 두 바퀴는 가장 안전한 자유를 선사할 것입니다.

라이딩 출발 전
ABC 체크

라이딩을 시작하기 전에 타이어 공기압과 체인 상태를 점검하고, 브레이크, 핸들, 페달 등이 정상적으로 작동하는지 확인합니다. 라이딩의 안전은 안장에 올라 페달을 밟기 전부터 시작됩니다. 라이딩 출발 전에 다음 3가지를 체크합니다.

A(Air): 타이어 공기압이 적정한 수준인지 확인

공기압이 너무 높으면 통통 튀는 현상이 발생해 승차감이 저하되고 접지력이 약해져 미끄러지기 쉽습니다. 펑크 위험도 증가합니다. 공기압이 너무 낮아도 페달링이 무거워지고 펑크 위험이 커지며 핸들링이 불안정해집니다. 타이어가 쉽게 마모되고 휠이 손상될 수 있습니다.

타이어 공기압은 타이어 옆면에 표시된 PSI(최소-최대) 범위를 확인하고 자전거 펌프 게이지를 통해 점검하는 것이 가장 정확합니다. 손으로 눌렀을 때 단단하게 느껴져야 하며 로드 자전거는 1주일, MTB/하이브리드는 2~4주에 한 번씩 점검하여 적정 공기압을 유지합니다.

자전거 종류별 적정 공기압은 일반적으로 로드 자전거 80~130PSI(고압), 하이브리드/그래블 40~70PSI 정도이며, MTB는 25~60PSI(저압) 범위입니다.

B(Brake):
앞뒤 브레이크가 밀리지 않고 잘 작동하는지 점검

자전거 브레이크는 레버 감도, 패드 마모도, 림(Rim)[35] 또는 디스크 로터(Disc Rotor)[36]의 오염 상태를 확인하여 점검합니다. 브레이크 레버를 꽉 잡았을 때 핸들바에 닿지 않아야 합니다. 브레이크 패드는 마모 한계선(홈)이 남아 있어야 하고 제동 시 소음이 없어야 합니다. 림과 디스크 로터는 흙먼지나 오일 오염 없이 깨끗하게 유지해야 브레이크 성능이 유지됩니다.

브레이크 레버는 끝까지 잡았을 때 핸들바와의 거리가 2~3cm 이상 간격이 있어야 정상입니다. 레버가 핸들바에 거의 닿을 정도로 느슨하다면

---

35) 자전거 림(Rim)은 타이어를 지지하는 바깥쪽 원형 부품이다. 자전거의 안정성, 강도, 주행 성능을 결정짓는 핵심 요소이다. 재질은 주로 알루미늄이나 카본이 사용된다.

36) 자전거 디스크 로터(Disc Rotor)는 바퀴의 허브에 고정되어 휠과 함께 회전하는 금속 원판이다. 브레이크 패드가 이 로터를 양쪽에서 압착하여 자전거를 제동한다.

레버에 달린 장력 조절기를 시계 반대 방향으로 돌려 케이블을 조여줍니다. 브레이크 레버는 당겼을 때 부드럽게 작동하고 놓았을 때 제자리로 바로 돌아와야 정상입니다.

브레이크 패드는 림 브레이크[37]일 경우 패드의 홈(마모 한계선)이 남아 있는지 확인합니다. 홈이 거의 보이지 않으면 교체해야 합니다. 디스크 브레이크는 금속 패드 뒤판과 로터 사이에 패드 재질이 1mm 이상 남아 있어야 합니다. 브레이크 패드와 로터, 림에 이물질이 묻어 있으면 소음을 유발하고 제동력이 떨어집니다. 표면을 깨끗하게 닦아줍니다.

C(Chain): 체인이 빡빡하거나 이물질이 끼지 않았는지, 윤활 상태는 괜찮은지 확인

주행 전 체인의 청결 상태(이물질 여부), 윤활 상태(오일), 늘어짐(마모)을 점검합니다. 육안으로 체인에 녹이 슬었거나 이물질(흙, 먼지 등)이 엉겨 붙어 있는지 확인합니다. 페달을 뒤로 돌려 체인이 부드럽게 움직이는지 확인합니다.

체인이 건조하거나 녹이 슬면 소음이 발생하고 마모가 빨라집니다. 체인 클리너(디그리서)를 뿌려 오염물질을 닦아내고 체인 오일을 발라줍니다. 체

---

37) 림 브레이크는 바퀴의 테두리인 림(Rim)을 브레이크 패드로 직접 압착하여 제동하는 방식이다.

인의 마모도와 늘어짐도 확인합니다. 체인을 가장 큰 체인링[38](아우터)에 걸고 3시 방향으로 당겼을 때 틈이 많이 벌어지면 마모가 심한 것입니다.

주행 시에 페달을 밟을 때 체인이 튀거나 변속이 원활하게 되지 않으면 체인이 마모된 것으로 의심해야 합니다. 체인은 주행거리 3,000~5,000km 정도에서 점검하여 마모상태가 심할 경우 교체합니다.

---

38) 체인링은 페달과 연결된 크랭크셋에 부착된 톱니바퀴로 라이더의 페달링 힘을 체인을 통해 뒷바퀴로 전달하는 구동 부품이다. 체인링은 주로 안쪽의 작은 톱니바퀴인 이너(Inner)와 바깥쪽의 큰 톱니바퀴인 아우터(Outer)로 구성된다. 체인링이 하나뿐인 자전거도 있다.

편안하고 올바른
라이딩 자세

잘못된 라이딩 자세는 목, 어깨, 허리, 무릎 등 주요 관절에 불필요한 스트레스를 가하게 됩니다. 정밀한 피팅을 통해 자전거를 내 몸에 맞추었다면 이제는 자전거 위에서 가장 효율적인 자세를 취해야 할 때입니다.

상체 자세: 충격 흡수와 안정성 확보

첫째, 시선 처리입니다. 시선은 전방 10~20m 지점을 넓게 바라봅니다. 시선은 의식적으로 정면을 향해야 주변 상황 파악이 쉽고 균형을 유지할 수 있습니다. 돌발 상황 또는 노면에 홈이나 장애물이 나타나더라도 즉각적으로 대처할 수 있습니다.

둘째, 팔꿈치와 어깨의 자세입니다. 팔은 곧게 펴지 않고 팔꿈치를 약간 구부려 충격 흡수 장치인 서스펜션처럼 사용합니다. 이렇게 하면 울퉁불퉁한 노면에서 오는 진동이나 충격을 팔로 흡수할 수 있습니다. 어깨 근육의 긴장을 줄이고 손에 가해지는 압력도 낮추게 됩니다.

셋째, 손목 그립 자세입니다. 팔꿈치 아래쪽부터 핸들바를 잡은 손목까지 일직선을 유지합니다. 손목이 굽혀지면 혈액 순환을 방해하여 손 저림이나 마비를 유발할 수 있습니다. 핸들은 필요한 최소한의 힘만으로 부드럽게 잡습니다.

넷째, 허리 자세입니다. 허리는 긴장을 풀고 등을 살짝 둥글게(C자 곡선) 만드는 것이 좋습니다. 허리를 숙이는 각도는 지면으로부터 약 30도 정도가 좋습니다. 허리를 너무 세우면 지면의 충격이 척추에 바로 전달되고, 너무 숙이면 허리 근육에 과도한 긴장이 발생합니다. 상체를 숙일 때는 골반을 앞으로 살짝 기울입니다. 이렇게 하면 허리의 부담이 엉덩이와 코어 근육으로 분산되어 허리 통증을 예방할 수 있습니다.

다섯째, 코어 근육의 '지지대' 역할입니다. 허리는 스스로 버티는 것이 아니라 복근과 척추기립근이라는 지지대에 의존합니다. 라이딩 중 배에 살짝 힘을 주어 상체를 지탱하면 좋습니다. 핸들에 실리는 무게가 가벼워지면서 손목 저림과 허리 통증이 줄어듭니다.

여섯째, 라이딩 중의 스트레칭입니다. 장거리 라이딩 중에는 10~20분마다 한 번씩 안장에서 일어서 허리를 펴줍니다. 그리고 한 손씩 번갈아 가며 팔을 돌려주거나 허리 뒤로 뻗어서 스트레칭을 해주는 것만으로도 근육의 경직을 막을 수 있습니다.

체중 배분: 안정성, 조향성, 통증 예방

자전거 라이딩에서 체중 배분은 주행 안정성, 조향성(핸들링), 통증 예방을 결정하는 핵심 요소입니다. 이상적인 체중 배분 원칙과 상황별 요령을 정리해 드립니다.

① 체중 분산 3대 원칙(4:4:2 법칙)

평지 주행에서는 체중이 특정 부위에 쏠리지 않고 세 지점으로 조화롭게 분산되어야 합니다. 이는 편안함을 넘어 부상 방지와 직결되는 중요한 요소입니다.

첫째, 페달(40%)입니다. 페달은 동력의 근원이므로 체중의 큰 비중은 페달에 실려야 합니다. 페달링은 다리 근육 힘만으로 하는 것이 아닙니다. 상체 무게를 페달에 자연스럽게 얹는 과정입니다. 발바닥에 실린 무게가 페달을 누르는 압력으로 전환될 때 에너지 손실이 최소화되며 가장 효율적인 가속이 가능합니다.

둘째, 안장(40%)입니다. 엉덩이는 안장에 가볍게 얹혀 있다는 느낌을 유지해야 합니다. 이른바 '털썩' 주행은 금물입니다. 체중을 안장에 모두 실어

     중장년 최고의 재테크, 자전거 라이딩

버리면 노면의 미세한 진동과 충격이 척추로 직접 전달됩니다. 이는 주행 시 피로와 허리 통증을 유발합니다. 골반을 살짝 세우고 코어 근육에 긴장을 유지하면 충격을 유연하게 흡수할 수 있습니다.

셋째, 핸들(20%)입니다. 핸들은 자전거를 버티는 지지대가 아니라 방향을 결정하는 조향 장치입니다. 체중의 약 20%만 핸들에 실리도록 해야 합니다. 주행 중 손바닥에 통증이 오거나 손가락 끝이 저리다면 체중이 핸들에 쏠려 있다는 신호입니다. 팔꿈치를 살짝 굽히고 핸들바를 가볍게 쥐면 손목 통증이나 어깨 결림을 예방합니다.

가장 좋은 체중 배분은 팔에 힘을 뺐을 때 상체가 앞으로 무너지지 않는 상태입니다. 라이딩 도중에 손가락을 핸들바에서 살짝 뗐을 때 상체가 앞으로 쏠린다면 코어 근육 대신 팔로 체중을 버티고 있다는 뜻입니다.

② 상황별 체중 이동

라이딩 시에는 수시로 바뀌는 지형의 변화에 맞춰 체중의 중심을 능동적으로 옮겨야 안전성이 높아지고 핸들링이 원활해집니다.

첫째, 오르막에서는 체중을 앞쪽으로 옮깁니다. 평지 라이딩 때보다 상체를 더 숙이고 팔꿈치를 굽혀 가슴을 핸들 쪽으로 당겨줍니다. 안장의 너무 뒤쪽에 앉으면 앞바퀴가 들릴 수 있고 조향이 불안정해집니다.

둘째, 내리막에서는 체중을 뒤쪽으로 옮깁니다. 엉덩이를 안장 뒤편으로 살짝 빼는 자세를 취합니다. 이렇게 하면 급제동 시 무게 중심이 앞으로 쏠리지 않아 자전거가 앞으로 고꾸라지는 것을 방지해 줍니다.

셋째, 내리막 코너링(Cornering)에서는 체중을 바깥쪽 페달에 싣습니다. 왼쪽으로 회전한다면 오른쪽 페달을 가장 낮은 위치(6시 방향)로 내리고 힘껏 밟습니다. 이렇게 하면 타이어의 접지력을 높여 미끄러짐을 막을 수 있습니다.

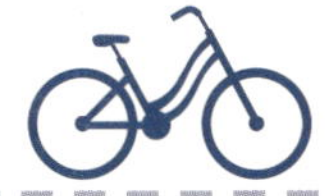

무릎을 보호하는
고효율 페달링 방법

자전거 페달링은 단순히 발로 페달을 밟는 것이 아닙니다. 효율적으로 페달을 돌리는 방법을 익히는 것이 중요합니다. 핵심적인 페달링 노하우를 다음과 같이 정리했습니다.

페달 위의 발 위치: 힘의 전달점 찾기

첫째, 먼저 점검해야 할 것은 "발바닥 어느 부위로 페달을 밟느냐?"입니다. 발바닥에서 가장 넓은 부분, 즉 엄지발가락 아래 볼록하게 나온 발바닥 부위를 페달의 중심축에 맞춥니다.

둘째, 뒤꿈치 들지 않기입니다. 페달을 밟을 때 뒤꿈치를 너무 들면 종아리 근육에 과도한 긴장이 가해져 쥐가 나기 쉽습니다. 발바닥이 지면과 수평을 유지한다는 느낌으로 부드럽게 페달을 돌립니다.

셋째, 무릎 정렬입니다. 무릎과 발끝은 항상 정면을 향해야 합니다. 페달을 밟을 때 무릎이 안쪽이나 바깥쪽으로 벌어지지 않도록 합니다. 발끝은 자전거 프레임과 평행하게 11자를 유지합니다. 이 정렬이 무너지면 무릎 관절과 고관절에 무리가 오게 됩니다.

케이던스(Cadence): 무릎을 보호하는 페달 회전수

페달링에서 가장 중요한 것은 '힘'이 아니라 '회전'입니다. 평지에서는 분당 80~95회 케이던스를 꾸준히 유지하는 것이 효율적이며 근육 피로도를 낮출 수 있습니다. 오르막에서는 기어를 다소 가볍게 두고 60회 정도를 유지하는 것이 좋습니다. 그러나 개인차가 있으므로 무리하지 않고 편안하게 돌릴 수 있는 케이던스를 찾는 것이 중요합니다.

무거운 기어로 페달을 꾹꾹 밟으며 타는 방식은 무릎 연골을 손상하는 지름길입니다. 오르막이나 맞바람이 불 때는 가벼운 기어로 변속하여 일정한 회전수를 유지하는 것이 효율적입니다. 가볍게 주행하면 근육의 피로를 줄이고 페이스를 오래 유지할 수 있습니다. 심폐기능도 활성화되어 운동 효과가 극대화됩니다.

원형 페달링: 360도의 미학

많은 입문자는 페달을 '위에서 아래로 찍어 누르는 것'으로 생각합니다.

하지만 효율적인 라이딩은 페달을 '원을 그리며 돌리는 것'입니다.

가장 높은 위치에서 페달링이 시작되는 12시~3시 방향은 페달에 가장 큰 힘이 실리는 구간입니다. 발가락 끝이 아닌 발바닥 전체로 지그시 밀어 줍니다.

페달이 가장 낮은 위치에 있는 5시~7시 방향에서는 신발 밑창에 묻은 진흙을 뒤로 쓱 훑어낸다는 기분으로 가볍게 뒤로 당겨줍니다. 이 동작이 있어야 힘의 끊김이 사라집니다.

페달이 위로 올라가는 8시~12시 방향에서는 '끌어올리기'가 중요합니다. 반대쪽 발이 내려갈 때 올라오는 발은 페달의 무게를 느끼지 않도록 가볍게 위로 들어 올려줍니다.

페달링은 허벅지가 아닌 엉덩이 힘으로

페달링을 "허벅지가 아닌 엉덩이 힘으로 하라."는 것은 허벅지 앞쪽의 대퇴사두근이 아니라 인체에서 가장 큰 근육인 대둔근을 주동근으로 사용하라는 의미입니다.

초보자는 주로 허벅지 힘으로 페달을 누르게 됩니다. 이렇게 되면 대퇴사두근이 과도하게 사용되어 금방 지치거나 무릎 통증이 발생할 수 있습니다. 허벅지 근육 위주로 페달을 밟으면 젖산이 빨리 쌓여 장거리 주행에도 불리합니다.

엉덩이의 대둔근은 우리 몸에서 가장 큰 힘을 낼 수 있는 근육입니다. 피로 내구성도 높습니다. 허벅지가 아닌 엉덩이 근육 위주로 페달링을 하면 장시간 주행해도 다리가 아프지 않습니다. 대둔근은 페달링 시작점인 12~3시 구간에서 강력한 힘을 발휘합니다.

페달을 밟을 때 무릎이 아닌 고관절을 편다는 느낌으로 눌러주면 대둔근이 활성화됩니다. 상체를 약간 숙여 골반을 살짝 앞으로 기울이면 엉덩이 근육이 힘을 쓰기 좋은 환경이 됩니다. 뒤꿈치는 수평을 유지하며 엉덩이에서 시작된 무게를 페달에 실어줍니다.

엉덩이 힘으로 타라는 것은 허벅지 힘을 전혀 쓰지 말라는 뜻이 아닙니다. 대퇴사두근은 페달링할 때 저절로 쓰이지만 대둔근을 중심 엔진으로 활용하라는 것입니다. 엉덩이 힘을 쓴다는 것은 '고관절을 사용한 페달링'을 의미합니다. 이는 장거리 라이딩 시 근피로도를 줄이고 무릎 부상을 방지해 줍니다.

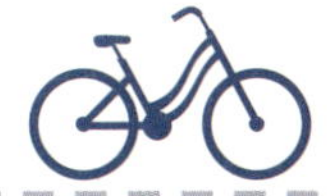

사고를 방지하는 안전 라이딩 기술

자전거 라이딩은 언제나 주변 환경의 위험에 노출되어 있습니다. 특히 중장년은 민첩성과 순발력이 떨어질 수 있으므로 '방어적 예측 운전' 습관을 들여야 합니다. 이와 함께 환경 변화에 대응하는 실전 기술을 익히는 것이 사고 예방의 핵심입니다.

제동 방법(Braking)

돌발 상황에서 자전거를 안전하게 멈추는 것은 사고 예방의 핵심입니다. 다음 3가지 제동 방법을 익혀서 습관화하는 것이 중요합니다.

첫째, 7:3 법칙입니다. 자전거 제동력의 약 70%는 앞브레이크에서, 30%는 뒷브레이크에서 나옵니다. 두 브레이크를 동시에 부드럽게 잡습니다. 뒷브레이크만 잡으면 바퀴가 미끄러질 수 있고, 앞브레이크만 급하게 잡으면 자전거가 앞으로 고꾸라질 위험이 있습니다.

둘째, 웨이트 백(Weight Back)입니다. 급제동 시에는 몸의 무게 중심을 안장 뒤쪽으로 옮기면서 팔을 쭉 뻗어줍니다. 이렇게 하면 관성에 의해 몸이 앞으로 쏠리는 것을 방지해 전복 사고를 막을 수 있습니다.

셋째, 브레이크를 끊어서 잡기입니다. 긴 내리막에서 브레이크를 계속 잡고 있으면 브레이크가 과열되어 제동력이 떨어질 수 있습니다. 짧게 여러 번 끊어서 잡는 것이 안전합니다.

핸들링(Handling)

자전거 핸들링은 단순히 손으로 자전거의 주행 방향을 조종하는 것이 아니라 전신을 활용하는 기술입니다.

첫째, 시선은 멀리, 가고자 하는 곳에 둡니다. 자전거는 라이더의 시선을 따라갑니다. 커브를 돌 때는 바로 앞이 아닌 멀리 커브길의 출구를 바라봅니다. 시선을 멀리 두면 노면의 장애물을 미리 발견하고 돌발 상황에 대처할 시간적 여유가 생깁니다.

둘째, 코너링 요령입니다. 커브길에 진입할 때는 바깥쪽에서 시작해 안쪽을 스치듯 지나 다시 바깥쪽으로 빠져나가는 것이 좋습니다. 이때 안쪽 페달은 12시 방향(위쪽)에 두어야 페달이 지면에 닿는 사고를 방지할 수 있습니다.

셋째, 상체 힘 빼기입니다. 핸들을 너무 꽉 잡으면 지면의 충격이 몸으로 그대로 전달됩니다. 팔꿈치를 살짝 굽혀 유연하게 유지해야 지면의 충격을 흡수하고 돌발 상황에 기민하게 대처할 수 있습니다.

변속 및 경사로 주행 요령

경사도가 변하더라도 페달링 리듬(케이턴스)을 일정하게 가져가는 것은 라이딩의 성패를 좌우합니다. 이는 단순히 속도를 내기 위함이 아니라 근육 피로를 최소화하고 관절을 보호하기 위한 전략입니다.

첫째, 오르막 진입 전 선제적 변속입니다. 오르막에 진입해서 힘이 들 때 뒤늦게 변속하면 체인에 무리가 가고 자칫하면 끊어질 수도 있습니다. 오르막이 보이면 진입하기 전에 미리 낮은 기어로 바꿔줍니다.

둘째, 일정한 케이턴스 유지입니다. 오르막 경사가 가팔라져도 나에게 맞는 최적의 케이턴스를 유지합니다. 케이턴스가 급격히 떨어지면 근육에 젖산이 빠르게 쌓입니다. 심박수가 오르더라도 페달을 가볍게 돌리는 것이 근육의 과부하를 막는 길입니다.

셋째, 내리막 주행 요령입니다. 내리막에서는 기어를 무겁게(고단) 두어 페달에 약간의 저항감을 주는 것이 자전거 균형을 잡는 데 유리합니다. 속도가 너무 빠를 때는 적절하게 브레이크를 잡습니다.

도로 유형별 방어 운전 및 라이딩 요령

방어 운전은 사고 방지를 넘어 위험을 선제적으로 차단하는 기술입니다. 도로 유형에 따라 라이더가 마주하는 위험의 종류도 달라집니다. 각 상황과 지형의 특성을 이해하고 그에 맞는 전술을 구사해야 안전을 확보할 수 있습니다.

① 자전거 전용도로: '예측 가능성'과 '소통'의 기술

자전거 전용도로는 자동차로부터 분리되어 안전해 보입니다. 그러나 초보부터 베테랑까지 다양한 수준의 라이더가 달리기 때문에 '예측 가능한 움직임'과 '소통의 기술'이 필요합니다. 다음 3가지 핵심 원칙을 준수해야 합니다.

첫째, 우측통행과 좌측 추월의 기본을 지킵니다. 앞지르기할 때는 반드시 왼쪽으로 추월합니다. 추월 전 5~10m 뒤에서 "지나가겠습니다!"라고 알리거나 벨을 1~2회 울립니다. 추월 후 바로 우측으로 꺾어 들어오는 '칼치기'는 추돌사고의 원인이니 절대로 하지 말아야 합니다.

둘째, 병렬주행도 금지입니다. 일행과 나란히 달리는 병렬주행은 도로 흐름을 막고 사고를 유발하는 위험한 행위입니다. 반대편 라이더나 뒤에서 추월하려는 라이더의 시야를 가리고 진로를 방해합니다. 반드시 일렬로 주행하며 앞 자전거와는 2~3대 정도 거리를 유지합니다.

셋째, 급정거 자제 및 안전한 정차 요령입니다. 뒤따라오는 라이더가 나의 의도를 모른다면 추돌 위험이 있습니다. 멈춰야 할 때는 먼저 후속 라이더 유무를 확인한 후, 왼팔을 아래위로 흔들어 서행 신호를 보내며 서서히 속도를 줄입니다. 특히 사진 촬영이나 휴식을 위해 갑자기 멈추는 행위는 피해야 합니다.

② 일반도로 및 국도(공도): 자동차와 공존을 위한 방어적 주행

자동차와 함께 달리는 일반도로에서는 나의 위치를 명확히 알리고 위험 요소로부터 물리적 거리를 확보하는 것이 최우선입니다.

첫째, 우측 가장자리로 주행하되 안전한 이격 거리를 확보합니다. 도로 끝에서 약 50cm~1m 정도 안쪽으로 주행합니다. 도로 끝부분에는 배수구 덮개, 모래, 깨진 유리 조각 등 적치물이 많습니다. 약간의 여유를 두어야 돌발 상황에서 오른쪽으로 피할 공간을 확보할 수 있습니다.

둘째, 교차로 사각지대 회피입니다. 우회전 차량, 특히 대형 트럭이나 버스의 우측 사각지대에 절대 진입하면 안 됩니다. 대형차량 근처에서는 속도를 줄여 먼저 보내거나, 운전자의 사이드미러에 내 모습이 확실히 보일 만큼 뒤쪽에서 거리를 유지하는 것이 좋습니다.

셋째, 교차로에서 좌회전할 때는 1차선에서 좌회전하면 안 됩니다. 일단 직진하여 교차로를 지난 후 멈췄다가 다시 진행하는 훅 턴(Hook-Turn) 방식으로 가야 합니다. 도로교통법상 자전거는 도로에서 좌회전이 금지되어 있습니다. 신호등이 없는 교차로에서도 마찬가지입니다.

넷째, '도어링 존(Dooring Zone)' 회피입니다. 주차된 차량 옆을 지날 때는 차량 문이 갑자기 열릴 때를 대비하여 1m 이상 간격을 유지합니다. 만약 도로 폭이 좁아 간격 확보가 어렵다면 속도를 대폭 줄여 돌발 상황에 대비해야 합니다.

다섯째, 국도와 지방도에서는 빠르게 달리는 차량과의 공존이 필요합니다. 갓길이 좁은 국도에서는 대낮에도 후미등을 점멸하여 멀리서도 차량 운전자가 인지하도록 해야 합니다. 대형차량이 지나갈 때는 풍압에 대비하여 핸들을 단단히 잡고 몸을 약간 숙여 중심을 낮춥니다.

③ 보도 겸용도로: '보행자 우선'과 '배려의 기술'

자전거·보행자 겸용도로는 법적으로 보행자의 안전이 우선시되는 곳입니다. 겸용도로에서는 보행자와의 물리적·심리적 거리를 유지하는 것이 핵심입니다.

첫째, 보행자의 예측 불가능성에 대비해야 합니다. 특히 어린이나 반려

동물은 자전거의 접근을 인지하지 못한 채 갑자기 방향을 틀거나 뛸 수 있습니다. 스마트폰을 보는 보행자는 자전거가 옆을 지날 때 깜짝 놀랄 수 있습니다. 언제든지 멈출 수 있도록 서행합니다.

둘째, 벨 사용의 예절과 소통입니다. 보행자 바로 뒤에서 벨을 울리면 놀랄 수 있습니다. 최소 10~15m 뒤에서 미리 가볍게 벨을 울려 자전거의 존재를 알립니다. 보행자가 길을 터준다면 지나가면서 "감사합니다."라고 인사를 건네면 더욱 좋습니다.

빗길 및 야간 라이딩 요령

라이딩 환경이 나쁠 때는 '장비'와 '신중함'이 생명입니다. 기상 조건이 나쁘거나 어두운 환경은 라이더의 시야와 자전거 제어력을 동시에 떨어뜨립니다. 이때는 평소보다 보수적인 주행 태도를 유지하고 안전 장비를 완벽하게 갖추는 것이 필수적입니다.

① 빗길 라이딩: 제동력 저하와 노면의 함정 회피

첫째, 빗길에서는 수막현상으로 인해 평소보다 제동거리가 2~3배 이상 길어집니다. 주행 속도를 30% 이상 줄이고, 브레이크를 여러 번 끊어서 잡는 방식으로 타이어가 미끄러지는 것을 방지해야 합니다.

둘째, 미끄러운 구간을 피합니다. 비에 젖은 맨홀 뚜껑, 횡단보도 도색선, 젖은 낙엽 등은 얼음판처럼 미끄럽습니다. 이런 구간에서는 핸들을 꺾거나 브레이크를 잡지 말고 똑바로 통과해야 미끄러지지 않습니다.

② 야간 및 흐린 날씨 라이딩: '내가 보는 것'보다 '남에게 보이는 것'이 중요

첫째, 전조등과 후미등입니다. 전조등은 나의 앞쪽을 밝히는 목적이 크지만, 상대방에게 나의 위치를 알리는 역할도 있습니다. 전조등은 맞은편에서 오는 라이더의 눈이 부시지 않도록 지면을 향하도록 각도를 조절합니다. 후미등은 붉은색 점멸 모드를 사용하는 것이 좋습니다.

둘째, 빛을 반사하는 장비를 착용합니다. 시인성이 좋은 형광 의류나 반사 조끼를 착용하는 것만으로도 충돌 사고 가능성을 크게 낮출 수 있습니다. 또한, 심하게 흐리거나 안개가 낀 날씨에도 시야가 짧아지므로 전조등과 후미등을 켜고 달리는 것이 좋습니다.

과속방지턱 및 요철 통과 요령

도로 위에서 마주치는 요철은 라이더의 손목과 척추에 피로를 누적시키고 자전거 프레임에 균열을 일으킬 수 있습니다. 신체를 유연한 완충 장치로 활용하는 것이 핵심입니다.

① 과속방지턱 통과: '무릎 서스펜션'과 '하중 이동' 활용

첫째, 스탠딩 자세와 관절의 활용입니다. 과속방지턱 진입 직전에 페달을 수평으로 하고 엉덩이를 안장에서 살짝 뗍니다. 팔꿈치와 무릎은 살짝 굽혀 몸 전체가 서스펜션 역할을 하도록 만듭니다. 충격이 올 때 관절을 자연스럽게 굽히며 에너지를 분산시켜 줍니다.

둘째, 하중 이동입니다. 앞바퀴가 턱에 닿는 순간 핸들을 가볍게 당겨 앞바퀴의 하중을 줄입니다. 뒷바퀴가 넘어갈 때는 몸의 무게 중심을 앞쪽으로 살짝 이동시킵니다. 이러한 리드미컬한 동작은 자전거의 덜컹거림을 크게 줄여줍니다.

셋째, 진입 각도의 중요성입니다. 철도 건널목의 기차 레일이나 연석(턱)을 넘을 때는 반드시 직각(90도)에 가깝게 진입해야 합니다. 비스듬하게 진입하면 타이어가 미끄러지거나 틈새에 끼여 옆으로 넘어지는 사고가 발생할 수 있습니다.

② 불규칙한 노면 및 비포장도로: '시선 처리'와 '유연한 파지'가 중요

첫째, 시선 처리와 경로 선점입니다. 자전거 바퀴 바로 앞만 보고 주행하면 균형을 잡기 어렵고 돌발 상황에 대처할 수 없습니다. 10~20m 앞쪽을 멀리 바라보며 주행 경로를 미리 설정합니다. 시선이 가는 방향으로 자전거도 자연스럽게 따라가게 됩니다.

둘째, 유연한 핸들 파지와 충격 흡수입니다. 핸들을 너무 꽉 잡으면 지면의 진동이 팔과 어깨를 타고 머리까지 전달됩니다. 달걀을 쥔 듯 가볍게 쥐고 팔꿈치를 바깥으로 살짝 벌려 완충 공간을 확보합니다. 이는 조향 유연성을 높여 거친 노면에서 자전거가 요동치지 않게 합니다.

셋째, 접지력 유지입니다. 엉덩이를 안장에서 완전히 떼면 뒷바퀴 접지력이 약해져 미끄러질 수 있습니다. 안장에 살짝 닿을 듯 말 듯한 플로팅(Floating) 자세를 유지하며 페달링합니다. 체중 중심은 페달 축에 두어 자전거가 흔들려도 무게 중심은 지면을 향하게 유지합니다.

자전거 수신호: 안전을 위한 약속된 언어

수신호는 뒤따르는 라이더와 차량에게 나의 의도를 정확하게 알리는 소통 수단입니다. 정확한 수신호는 예기치 못한 충돌 및 추돌사고를 선제적으로 차단할 수 있습니다. 수신호는 단순히 손을 흔드는 것이 아니라 '내가 무엇을 할 것인지'를 주변에 알리는 생존 언어입니다.

자전거 수신호 방법

상황	수신호 방법	의미
좌회전	왼쪽 팔을 들어 옆으로 뻗는다.	"왼쪽 길로 좌회전합니다."
우회전	오른쪽 팔을 들어 옆으로 뻗는다.	"오른쪽 길로 우회전합니다."
정지	오른쪽 팔을 직각으로 세운다.	"멈추겠습니다." (신호등이나 돌발 상황 발생 시)
서행	왼쪽 팔을 옆으로 내려 아래위로 흔든다.	"앞쪽 도로 상황이 위험하거나 복잡하니 천천히 주행하세요."
노면 조심	손가락으로 노면의 구멍이나 장애물을 가리킨다.	"길바닥이 패였거나 장애물이 있으니 주의하세요."
양보	왼쪽 팔을 아래로 뻗어 뒤에서 앞으로 밀어내는 동작을 반복한다.	"먼저 추월해서 가세요."

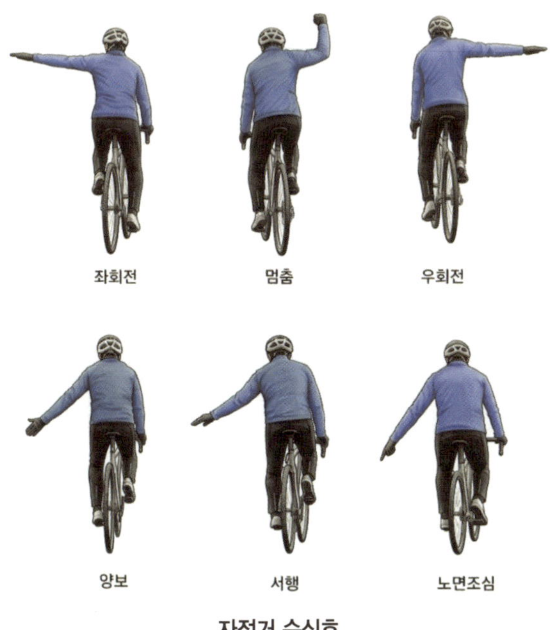

자전거 수신호

※ 앞의 수신호 이미지는 일반적으로 통용되는 동작입니다. 다만, 실제 주행에서는 동호회의 관례나 지역적 특성에 따라 세부 동작에서 차이가 있기도 합니다. 중요한 것은 동작의 완벽함보다 '나의 의도가 주변 라이더와 운전자에게 얼마나 분명하게 전달되는가'입니다.

라이딩의 완성,
스트레칭과 보강 운동

자전거는 관절 부담이 적은 저충격 운동입니다. 그러나 고정된 자세로 반복적인 페달링을 하기 때문에 신체 특정 부위에 긴장과 통증이 발생할 수 있습니다. 라이딩 전후 스트레칭과 보강 운동을 통해 허리, 무릎, 목 통증을 예방하고 건강하게 자전거를 즐기는 방법을 정리했습니다.

라이딩 전 몸을 깨우는 '동적 스트레칭':
관절과 근육의 예열

라이딩 출발 전에는 몸을 가볍게 움직여 관절 낭액을 분비시키고 체온을 올리는 '동적 스트레칭'이 효과적입니다.

첫째, 목과 어깨 회전입니다. 자전거를 타면 계속 고개를 들고 앞을 봐야 하므로 목 뒤쪽과 어깨 주변 근육이 경직됩니다. 목을 천천히 원형으로 돌리고, 어깨는 견갑골이 서로 맞닿는 느낌으로 크게 뒤로 돌려 상체의 긴장을 풀어줍니다.

둘째, 고관절 회전입니다. 자전거 페달링의 축이 되는 고관절을 부드럽게 만들어 줍니다. 한쪽 다리를 들어 안에서 밖으로, 다시 밖에서 안으로 원을 그리듯이 회전시킵니다. 균형 잡기가 어렵다면 자전거 안장 등 주변의 물체를 잡고 진행합니다.

셋째, 손목과 발목 돌리기입니다. 손목과 발목은 브레이크 조작과 페달링으로 피로가 집중되는 부위입니다. 관절을 가볍게 털어준 뒤 시계 방향과 반대 방향으로 충분히 돌려 유연성을 높입니다.

넷째, 웜업 스쿼트를 15회 정도 가볍게 실시합니다. 아주 낮은 강도로 실행하여 하체 근육에 "이제 운동을 시작한다."라는 신호를 보냅니다. 무릎이 발끝보다 나가지 않도록 주의하며 가볍게 앉았다 일어섭니다.

라이딩 후 '정적 스트레칭': 근육 피로 회복과 통증 완화

라이딩 직후에는 수축된 근육을 원래 상태로 회복시키고 피로 물질인 젖산을 제거하기 위한 '정적 스트레칭'이 필수적입니다. 각 동작은 15~30초간 지긋이 유지합니다.

첫째, 대퇴사두근(허벅지 앞쪽) 스트레칭입니다. 페달을 누르는 주동근인 허벅지 앞쪽 근육의 긴장을 해소합니다. 한쪽 다리를 뒤로 접어 손으로 발등을 잡고 엉덩이 쪽으로 부드럽게 당깁니다. 이 근육이 뭉치면 허벅지와 무릎 통증의 원인이 되므로 반드시 풀어줍니다.

둘째, 이상근[39] 및 엉덩이 근육 스트레칭입니다. 장시간 동안 압박을 받은 엉덩이 근육을 풀어줍니다. 의자나 벤치 등에 앉아 한쪽 발목을 반대쪽 무릎 위에 올린 뒤 허리를 곧게 펴고 상체를 앞으로 천천히 숙입니다. 이는 엉덩이 근육을 이완하여 좌골 신경통을 예방합니다.

셋째, 햄스트링 스트레칭입니다. 상체를 지지하고 페달을 끌어올릴 때 쓰이는 햄스트링을 늘려줍니다. 한쪽 다리를 앞으로 뻗고 발끝을 몸쪽으로 당기며 상체를 숙입니다. 유연해진 햄스트링은 골반 움직임을 자유롭게 하여 허리에 가해지는 부담이 줄어듭니다.

넷째, 가슴 근육 펴기입니다. 장시간 굽은 등 자세로 경직되어 있던 상체를 펴줍니다. 벽에 팔꿈치를 대고 몸을 앞으로 밀어 가슴 근육을 늘려줍니다. 등 뒤로 깍지를 끼고 견갑골을 모으면서 가슴을 활짝 펍니다. 이 운동은 말린 어깨 교정과 함께 호흡 근육의 긴장을 완화합니다.

---

39) 이상근은 골반 안쪽 뼈와 허벅지 뼈를 이어주는 역할을 하는 근육으로 고관절 외회전 및 안정화 역할을 한다. 엉덩이 깊은 곳에 위치한다. 이상근이 비대해지거나 경직되면 아래를 지나는 좌골신경을 압박하여 엉덩이 통증과 다리가 저리는 증상이 발생한다.

라이딩 자세 안정과 허리 통증 예방을 위한 보강 운동

자전거 타는 자세를 안정적으로 유지하고 허리 통증을 예방하는 데는 코어 근육(복부, 허리 주변, 둔근)이 절대적으로 중요합니다. 코어가 약하면 페달링 시 골반이 흔들려 에너지 손실이 많아지고 허리에 모든 부담이 집중됩니다.

① 플랭크(Plank): 코어 근육 전반 강화

팔꿈치를 바닥에 대고 엎드린 후 머리부터 발끝까지 몸을 일직선으로 유지합니다. 복부와 엉덩이에 힘을 주어 허리가 아래로 처지거나 위로 솟지 않게 주의합니다. 처음 30초부터 시작하여 점차 시간을 늘려 1분 30초 이상을 목표로 합니다.

플랭크는 코어 근육 강화에 탁월한 효과가 있습니다. 자전거 주행 시 코어 근육은 상체와 하체를 잇는 중심축 역할을 합니다. 플랭크로 코어 근육을 단련하면 거친 노면이나 고속 주행 시 발생하는 불필요한 몸의 흔들림을 효과적으로 잡아줍니다. 페달링 시 발생하는 힘이 분산되지 않고 구동계로 온전히 전달되도록 돕는 지지대 역할을 수행합니다.

플랭크를 통해 척추기립근과 복근이 강화되면 허리 하중을 분산시켜 통증을 예방합니다. 낮은 에어로 자세를 취할 때도 상체를 안정적으로 지지할 수 있게 합니다. 안정적인 상체 자세 유지는 핸들링의 정교함을 높이고 체력 소모를 최소화합니다. 장거리 투어나 업힐 구간에서 라이더가 끝까지 페이스를 유지할 수 있는 근지구력의 밑바탕이 됩니다.

② 브리지(Bridge): 둔근과 척추기립근 강화

누워서 무릎을 세우고 발바닥을 바닥에 붙인 후 엉덩이에 힘을 주어 골반을 위로 들어 올립니다. 몸이 무릎부터 어깨까지 일직선이 되도록 유지하고 1~2초 정지 후 천천히 내려옵니다. 15회씩 3세트를 반복합니다.

브리지의 효과는 페달링 시 중요한 역할을 하는 둔근과 허리를 지탱하는 척추기립근을 강화합니다. 장시간 라이딩 시 허리 통증을 예방하고 무릎에 가해지는 부하를 획기적으로 줄여줍니다.

③ 사이드 레그 레이즈(Side Leg Raise): 고관절 안정화

옆으로 누워서 아래쪽 다리는 가볍게 굽혀 중심을 잡고, 위쪽 다리는 무릎을 곧게 펴서 천천히 들어 올리고 내립니다. 발끝이 정면(앞쪽)을 향하게 하고 골반이 뒤로 젖혀지지 않게 코어 근육에 힘을 줍니다. 각 다리당 15회씩 3세트를 반복합니다.

이 운동은 페달링의 안정성을 높이는 중둔근(엉덩이 옆 근육)을 강화합니다. 중둔근은 고관절 회전을 조절하여 다리 전체의 정렬을 잡아주는 역할을 합니다. 중둔근이 약하면 페달을 누를 때 무릎이 안쪽으로 말리는 현상이 발생하여 인대와 연골에 무리를 줍니다. 이 운동은 무릎의 좌우 흔들림을 억제하여 통증을 근본적으로 차단합니다.

위에 제시한 보강 운동은 주 2~3회 정도 라이딩을 하지 않는 휴식일에 실시하는 것이 효율적입니다. 보강 운동은 페달링으로 피로가 쌓인 다리 근육에 회복 시간을 줍니다. 평소 사용하지 않는 코어 주변 근육을 체계적으로 강화할 수 있습니다. 이는 신체 전반의 근육 균형을 맞추어 특정 부위의 과부하를 막는 중요한 역할을 합니다.

강화된 코어 근육은 '천연 복대'와 같은 역할을 하여 척추를 단단하게 잡아줍니다. 장거리 주행 시 흔히 발생하는 요통이나 어깨 결림 등을 근본적으로 예방합니다. 거친 노면의 진동 속에서도 상체의 안정감을 유지해 줍니다. 보강 운동을 병행하면 신체적 스트레스가 줄어들어 편안한 주행이 가능해지고, 피로 누적 없이 오래도록 라이딩을 즐길 수 있습니다.

8장

중장년 맞춤형 라이딩 로드맵

라이딩의 효과는 한 번에 오래 타는 것이 아니라 규칙적으로 지속하는 데서 나옵니다. 부상 위험을 최소화하고 라이딩의 즐거움을 지속할 수 있도록 나의 신체 조건과 체력에 맞는 루틴을 만들 필요가 있습니다. 그리고 이를 일상생활에 자연스럽게 통합하는 것이 중요합니다.

의욕만 앞선 시작은 '보약'이 아니라 '독'이 될 수 있습니다. 특히 신체적 변화가 심해지는 중장년은 현재 몸 상태를 제대로 파악하고 시작할 필요가 있습니다. 페달을 밟기 전에 현재 나의 체력 상태를 냉철하게 진단하고 그에 맞는 속도 조절이 필요합니다.

이 장에서는 단계적인 3개월 완성 로드맵을 제시합니다. 첫 페달을 밟는 순간부터 내 몸의 세포와 근육이 어떻게 변하는지 그 경이로운 과정을 체감하면서 목표에 도달하도록 안내합니다. 갑작스러운 날씨 변화나 컨디션 난조에도 흐름이 끊기지 않는 대체 운동법도 소개합니다.

특히 기저질환이 있는 분들을 위해 안전을 지키며 운동 효과를 극대화하는 수칙도 담았습니다. 자전거는 평생 함께할 충실한 동반자입니다. 이제 나의 체력과 상황에 완벽히 피팅된 최적의 루틴을 통해 어제보다 더 젊고 활기찬 내일로 나아가는 경로를 탐색해 보겠습니다.

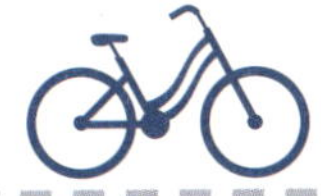

나의 체력 수준에 맞춘
라이딩 실행 가이드

현재 체력 수준 평가하기

자전거를 시작할 때 의욕만 앞서 몸을 상하는 우를 범하지 않으려면 정확한 자기 객관화가 필요합니다. 자전거는 평소에 쓰지 않던 근육과 관절을 반복적으로 사용하는 특징이 있습니다. 따라서 나의 체력 수준에 맞는 전략적 접근이 필요합니다.

무엇보다도 무리하지 않는 범위에서 라이딩을 시작하는 것이 중요합니다. 아래 표를 통해 나의 현재 체력 수준을 객관적으로 평가해봅니다.

체력 수준	평가 기준(다음 중 하나 이상 해당 시)
낮음 (Low)	• 최근 6개월간 규칙적인 운동을 한 적이 없다. • 평지를 20~30분 정도 걷기만 해도 피로를 느낀다. • 계단을 3층 이상 오를 때 허벅지가 뻐근하고 숨이 많이 찬다.
보통 (Medium)	• 주 1~2회, 30분 이상의 규칙적인 운동을 하고 있다. • 가벼운 등산이나 조깅을 무리 없이 소화할 수 있다. • 평지에서 1시간 이상 꾸준히 걷거나 가벼운 조깅을 할 수 있다.
높음 (High)	• 주 3회 이상 고강도 유산소 운동이나 웨이트 트레이닝을 하고 있다. • 10km 이상 달리기가 가능하다. • 심폐지구력에 자신이 있다.

체력 수준별 대응 전략 및 실행 가이드

나의 체력 수준을 평가한 결과에 따라 어떻게 '안전하고 지속 가능하게' 탈 것인지에 대한 수준별 전략이 필요합니다.

① 체력 낮음 수준: '적응'과 '재활'의 관점에서 시작하기

이 수준의 목표는 자전거를 탈 수 있는 몸의 '기초 공사'를 먼저 시작하는 것입니다. 체력 낮음 수준에서 심폐기능과 근력을 단기간에 올리려고 시도하면 무릎 관절에 무리가 옵니다. 처음 2주간은 안장에 앉아 있는 시간 자체를 늘리는 데 집중하는 것이 좋습니다.

라이딩 강도는 옆 사람과 편안하게 대화할 수 있는 정도의 낮은 강도를 유지합니다. 라이딩 시간은 처음 15~20분 정도로 시작하여 별다른 통증이나 피로가 없다면 일주일 단위로 10분씩 늘려갑니다.

이 수준에서는 기어비를 가볍게 설정하여 무릎에 가해지는 압력을 최소화해야 합니다. 페달을 무겁게 밟는 것보다 가볍게 돌리는 습관을 들여야 관절에 무리를 주지 않고 관절 손상도 막을 수 있습니다.

② 체력 보통 수준: '지구력'과 '규칙성' 확립하기

이 수준은 기초체력은 갖추었으나 자전거 전용 근육인 둔근과 대퇴사두근 등이 충분히 발달하지 않은 상태입니다. 따라서 무리한 고강도 훈련보다는 자전거에 적합한 신체 구조를 만드는 기반 다지기가 필요합니다. 이 수준의 목표는 유산소 기초 능력을 체계적으로 확장하고 규칙적으로 자전거를 타는 습관을 안착시키는 데 있습니다.

훈련의 효율성을 높이기 위해서는 주말에 한 번 장거리를 몰아서 타는 것보다 일상 속에서 짧게라도 자주 페달을 밟는 것이 효과적입니다. 이는 근육의 기억력을 높이고 신진대사를 자전거 주행 리듬에 맞춰가는 과정입니다.

라이딩 강도는 옆 사람과 짧은 대화는 가능하지만 약간 숨이 차는 정도인 중강도를 유지하는 것이 좋습니다. 평지 위주 코스에서 1회 40~60분

동안 일정한 속도와 케이던스를 유지하며 완주하는 연습을 반복합니다. 이러한 과정을 통해 심폐지구력과 자전거 전용 근육이 조화롭게 발달하게 됩니다.

③ 체력 높음 수준: '체계적 훈련'과 '부상 방지'에 중점

이 수준은 페달링 반복 동작으로 인한 과사용을 경계해야 합니다. 심폐지구력이 좋더라도 자전거에 특화된 근육과 관절의 내구성까지 완성된 것은 아니기 때문입니다. 무작정 주행거리를 늘리기보다는 힘을 낭비 없이 전달하는 효율적인 페달링 기법을 완성해야 합니다. 상체 흔들림을 잡아주는 코어 근육 강화와 함께 견고한 몸 상태를 만드는 데 집중해야 합니다.

이 수준의 라이딩은 평지 위주의 단조로운 주행에서 벗어나 일정한 경사의 오르막 코스를 포함하는 것이 좋습니다. 또한 심박수를 전략적으로 높이는 구간 훈련[40]을 실시하는 것이 효과적입니다. 이를 통해 심폐기능을 자전거 주행 환경에 최적화하고 하체 근력을 폭발적으로 향상시킬 수 있습니다.

주의할 점은 체력을 과신하여 자전거 근육이 충분히 만들어지기 전에 무

---

[40] 자전거 구간 훈련은 심박수나 파워미터를 기반으로 고강도(인터벌)와 저강도(회복)를 반복하여 심폐지구력과 근력을 극대화하는 방식이다. 4분 고강도 후 4분 저강도 페달링을 3세트 반복하는 4x4 인터벌 등이 대표적이다. 젖산역치를 높여 언덕 주행 능력과 지속성을 향상시킨다.

리한 국토종주나 초장거리 라이딩을 시도하는 것입니다. 자전거에 적응하려면 심폐기능만이 아니라 관절과 근육이 자전거의 회전 운동에 적응하는 물리적인 시간이 필요합니다. 이를 간과하면 무릎 건염이나 근육 파열 같은 심각한 부상으로 이어질 수 있습니다. 체력과 장비가 조화를 이루는 숙련 과정은 생략할 수 없는 필수 단계임을 명심해야 합니다.

핵심 포인트: '골든 먼스(Golden Month)' 법칙

자전거를 처음 탄다면 다른 운동 경험이나 현재 체력 수준과 관계없이 첫 1개월은 반드시 '체력 낮음' 루틴으로 시작해야 합니다. 첫 달 동안 통증 없이 규칙적으로 라이딩을 마쳤다면 그때 비로소 자신의 본래 체력 수준에 맞는 상급 루틴으로 전환하기 바랍니다.

왜 1개월일까요? 심장과 폐는 운동에 빠르게 적응하지만 인대와 건(힘줄), 그리고 안장통을 견뎌야 하는 피부와 골반 주변 조직은 최소 4주 이상의 적응 기간이 필요합니다. 관절과 근육 등이 자전거 타기에 적합하게 적응할 시간을 줄 필요가 있습니다.

중장년의 라이딩은 '남보다 빨리 가는 것'이 아니라 '어제보다 건강한 나를 만나는 것'임을 잊지 말아야 합니다. 무리한 시작은 중도 포기를 부르지만 겸손한 시작은 평생의 활력을 보장합니다.

새로운 시작: 입문 3개월 적응 및 도약 프로젝트

중장년기 새로운 인생의 전환점에서 자전거를 시작하는 것은 매우 현명한 결정입니다. 그러나 신체는 우리의 생각보다 훨씬 더 보수적입니다. 운동을 시작할 때는 수십 년간 굳어진 근육과 관절이 자전거라는 새로운 환경에 무리 없이 녹아들 수 있도록 단계적인 설계가 필요합니다.

'첫 3개월 적응 및 도약 프로젝트'는 굳어 있던 신체가 자전거라는 환경에 부드럽게 안착하도록 돕는 데 목적이 있습니다. 핵심은 '속도'가 아니라 '지속 가능성'이며, 매일의 기록에 욕심내기보다 매일의 '몸 상태'에 집중해야 합니다.

다음은 중장년 라이더가 부상 없이 안전하게 자전거에 입문하여 성취감을 느낄 수 있도록 구성된 첫 3개월 적응 및 도약 프로젝트 일정입니다. 처음부터 무리하기보다 신체가 자전거라는 새로운 환경에 적응할 시간을 충분히 확보하는 것이 중요합니다.

1개월 차: [적응기] 몸만들기와 라이딩 습관 형성

- 목표: 안장통 극복, 올바른 페달링 자세 습득, 주 3회 운동 습관 형성
- 핵심: 거리나 속도에 욕심내지 않고 '정해진 시간 동안 라이딩'에 집중

1개월 차 각 주차별 라이딩 루틴

주차	주중 루틴(화, 목)	주말 루틴(토 또는 일)	비고
1~2주	평지 20~30분 가벼운 라이딩	평지 40분 라이딩(중간 휴식 10분)	안장 높이와 라이딩 자세 점검
3~4주	평지 30~40분 보통 속도 라이딩	평지 60분 라이딩(중간 휴식 10분)	페달링 시 무릎 통증 여부 체크

1개월 차는 자전거와 몸이 서로를 알아가는 시기입니다. 특히 안장통은 모든 입문자가 반드시 겪어야 하는 첫 번째 관문입니다. 안장통은 주로 골반 뼈(좌골)가 안장과 맞닿으면서 생기는 물리적 압박으로 그 부위의 모세혈관과 신경이 눌리면서 발생하는 통증입니다.

1개월 차에는 엉덩이 통증이 필연적으로 발생합니다. 라이딩할 때는 반드시 패드 바지를 착용합니다. 통증이 심할 때는 억지로 참기보다 하루 정도 쉬어주는 것이 좋습니다. 그러다 보면 어느새 엉덩이 통증은 사라지고 즐겁게 라이딩을 할 수 있게 됩니다.

1개월 차에 주의할 점은 페달링 시 무릎이 좌우로 흔들리지 않는지 확인하는 것입니다. 발을 수직으로 내린다는 느낌으로 1분에 80~90번 정도 페달을 돌리는 케이던스를 익히는 것이 관절 보호의 핵심입니다.

2개월 차: [발전기] 심폐지구력 및 근력 강화

- 목표: 주행거리 연장, 가벼운 오르막 경사 도전, 하체 근력 보강
- 핵심: 심폐지구력을 높이기 위해 심박수를 완만하게 증가. 신체의 가용 범위를 확대

2개월 차 각 주차별 라이딩 루틴

주차	주중 루틴(화, 목)	주말 루틴(토 또는 일)	비고
5~6주	평지 50분 라이딩 (속도 약간 높이기)	15~20km 중거리 라이딩	라이딩 전후 스트레칭 필수
7~8주	평지 60분 라이딩 (기어 변속 숙달)	20~25km 라이딩 (완만한 오르막 포함)	수분 섭취 습관화 (15분당 한 모금)

2개월 차에 접어들면 숨이 덜 차고 다리에 힘이 붙는 것을 실감하게 됩니다. 이때부터는 평지 위주의 주행에서 벗어나 완만한 오르막을 포함한 코스에 도전하며 심장에 건강한 자극을 줄 필요가 있습니다.

오르막길은 심폐기능을 극적으로 향상시키지만 하체 근력이 뒷받침되지

않으면 무릎에 부하가 많이 걸릴 수 있습니다. 이 시기부터 하체 근력 운동 (스쿼트, 런지)을 병행하면 오르막길 주행이 훨씬 수월해집니다.

2개월 차에는 라이딩을 하지 않는 월, 수, 금요일에 가벼운 스쿼트나 런지를 병행하는 것이 좋습니다. 또한 라이딩 중에는 목이 마르기 전에 미리 물을 마시는 습관을 들여야 합니다. 특히 중장년층은 갈증 감각이 둔해질 수 있기 때문에 15분마다 정기적으로 수분을 보충하는 것이 탈수 방지에 필수적입니다.

3개월 차: [안정기] 숙련도 향상 및 장거리 도전

- 목표: 40km 이상 장거리 완주, 효율적인 호흡법 체득
- 핵심: 체력이 눈에 띄게 좋아지는 시기. 자신의 한계를 살짝 시험해보되, 안전 최우선으로 라이딩. 안전 장비와 보급을 철저히 챙기는 숙련된 라이더의 습관 형성

3개월 차 각 주차별 라이딩 루틴

주차	주중 루틴(화, 목)	주말 루틴(토 또는 일)	비고
9~10주	60분 인터벌 훈련 (빠르게 2분/천천히 3분)	30~35km 라이딩	에너지 젤 등 보급식 활용 연습
11~12주	70분 자유 라이딩	40km 이상 '졸업 라이딩'	장거리 주행 후 충분한 휴식, 회복

마지막 3개월 차는 '지구력의 완성' 단계입니다. 40km 이상의 장거리는 체력뿐만 아니라 중간중간 에너지를 보충하는 '보급'과 '페이스 조절'이 관건입니다. 에너지 젤이나 바나나 같은 간편식을 활용하여 우리 몸의 에너지가 고갈되기 전에 채워 넣는 연습을 해야 합니다.

3개월 차 마지막 주는 '졸업 라이딩'을 한 후 충분히 휴식하여 몸이 회복되도록 합니다. 완주 후에는 일주일 정도 가벼운 산책 정도로 강도를 낮춰 몸을 회복시켜 줍니다. 12주 차의 졸업 라이딩은 나에게 수여하는 훈장과 같습니다. 이때의 성취감은 자기효능감을 극대화하며, 앞으로의 삶을 지탱하는 강력한 심리적 자본이 될 것입니다.

3개월간 꼭 지켜야 할 3원칙

① **무릎 신호에 귀 기울이기:** 페달을 밟을 때 무릎 앞쪽이 아프면 안장이 낮은 것이고, 무릎 뒤쪽이 당기면 안장이 너무 높은 것입니다. 통증이 느껴지면 즉시 라이딩을 멈추고 안장 높이를 수정합니다.

② **기어 변속의 생활화:** 무릎 관절 보호를 위해 무거운 기어로 꾹꾹 밟지 말고 낮은 기어로 가볍게 많이 돌리는 방식을 습관화합니다. 특히 오르막이나 맞바람을 만났을 때 가벼운 기어로 바꿔주는 기어 변속 습관을 만들어야 합니다.

③ **단백질 섭취:** 라이딩 후 손상된 근육 조직 재건과 피로 회복에 단백질 섭취는 필수입니다. 라이딩 후 단백질 위주 식사를 하면 근육 회복 속도가 놀라울 정도로 빨라집니다. 특히 근육 손실이 일어나기 쉬운 중장년 라이더에게 단백질은 근력 유지와 근육통을 줄이는 회복제 역할을 합니다. 육류나 두부 등 단백질이 많이 함유된 음식을 섭취합니다.

네이버지도 또는 카카오맵 활용 팁

네이버지도와 카카오맵의 자전거 전용 기능을 활용하면 초행길도 안전하고 스마트하게 주행할 수 있습니다. 평상시 라이딩 경로를 설정하거나 현재 위치 주변의 자전거도로를 확인하는 데도 매우 편리합니다. 스마트폰 지도의 '자전거 레이어'를 활성화하면 내 주변의 자전거도로망을 한눈에 파악할 수 있습니다.

① 네이버지도(Naver Map)

설정 방법은 먼저 지도 화면 우측 상단의 [테마] 버튼(사각형 모양 아이콘)을 클릭한 다음 리스트에서 [자전거]를 선택합니다. 그러면 지도 위에 자전거 주행 가능 경로가 나타납니다.

실선으로 표시된 것은 자전거만 다닐 수 있는 자전거 전용도로입니다. 점선은 보행자와 함께 사용하는 자전거·보행자 겸용도로입니다.

② 카카오맵(Kakao Map)

설정 방법은 지도 우측 상단의 레이어 메뉴(종이 두 장이 겹쳐진 모양)를 누르고, 하단 메뉴에서 [자전거]를 활성화합니다. 그러면 지도 위에 색상으로 도로의 성격을 구분해 줍니다.

적색으로 표시된 도로는 자전거 전용 도로입니다. 청색 표시 도로는 보행자와 공간을 공유하는 자전거·보행자 겸용 도로입니다.

몸과 마음이 젊어지는 두 바퀴의 기적

자전거는 신체적 강인함과 정서적 평온, 나아가 노후의 재정적 안정까지 약속하는 확실한 '장기 투자 상품'입니다. 우리가 뿌린 라이딩이라는 씨앗이 시간의 흐름에 따라 어떻게 풍성한 결실로 이어지는지 그 단계별 발전 과정을 따라가 보겠습니다.

1단계(입문 3개월):
잠들었던 몸과 마음을 깨우는 각성의 시작

이 시기는 우리 몸이 자전거라는 새로운 환경에 맞춰 스스로를 재설계하고 라이딩을 일상 습관으로 안착시키는 전환기입니다. 눈에 보이는 외형적 변화에 앞서 몸 안에서 일어나는 근본적인 컨디션 개선이 먼저 시작됩니다.

① 신체적 변화: '운동하는 몸'으로의 질적 전환

첫째, 심폐기능이 비약적으로 강화됩니다. 초기 라이딩 시 오르막에서 터질 듯 가빴던 숨이 점차 평온을 되찾습니다. 심장의 펌프 기능이 효율적으로 변하며 거친 호흡은 어느덧 리듬감 있는 숨 고르기로 바뀝니다.

둘째, 하체의 근지구력이 내실화됩니다. 허벅지와 종아리 근육 내 모세혈관이 촘촘해지며 에너지 공급이 원활해집니다. 근육이 눈에 띄게 비대해지기보다는 속이 꽉 찬 듯 탄탄해지며, 장시간 페달링에도 피로를 견뎌내는 힘이 생깁니다.

셋째, 신체 라인이 정교하게 재구성됩니다. 하체의 대근육을 지속적으로 사용하는 자전거의 특성상 칼로리 소모가 극대화됩니다. 3개월 차에 접어들면 체지방이 감소하면서 허리둘레가 눈에 띄게 줄어듭니다. 전체적인 신체 윤곽이 변해가는 것을 경험할 수 있습니다.

② 정신적 변화: '일상의 활력'을 깨우는 심리적 동력

첫째, 작은 성취가 만든 자존감이 살아납니다. 주 3회 라이딩이라는 자신과의 약속을 이행했다는 사실은 그 무엇보다 강력한 자존감의 원천이 됩니다. "오늘도 해냈다."라는 작은 성공들은 무기력했던 일상을 긍정적인 에너지로 가득 채웁니다.

둘째, 정신적 해독제 효과가 발생합니다. 안장 위에서 땀을 흘리며 느끼는 적당한 고통과 쾌감은 스트레스 호르몬인 코르티솔 수치를 낮춥니다. 복잡한 생각들은 바람에 씻겨 내려가고 라이딩은 일상의 피로를 정화하는 '정신적 해독제'로 작용합니다.

셋째, 생체 리듬이 정상화됩니다. 규칙적인 신체 활동은 무너진 수면 패턴을 바로잡습니다. 잠드는 시간이 단축되고 깊은 잠의 비중이 늘어납니다. 아침에 잠자리에서 일어나는 것이 가뿐해지고 만성피로의 사슬에서 해방됩니다.

③ 1단계의 핵심 수칙

1단계에서 중요한 것은 '라이딩 강도'가 아니라 '지속성'입니다. 주 3회 라이딩을 성스러운 의식처럼 지켜내는 데 집중하기 바랍니다. 컨디션이 좋지 않은 날에는 단 10분이라도 좋습니다. 안장에 오르는 그 자체가 나의 신체 개조 프로젝트를 가동하는 핵심 스위치로 작용합니다.

2단계(4~6개월): 성장의 가속, 단단해지는 몸과 맑아지는 정신

이 단계에 접어들면 라이딩 루틴이 세포 하나하나에 각인되며 체질적 변화가 뚜렷해지기 시작합니다. 6개월은 노후화된 세포가 새로운 세포로 완전히 교체되고 뇌가 새로운 습관을 '본능'으로 수용하는 임계점입니다. 이 과정을 무난하게 넘긴다면 평생 가져갈 건강 자산을 확보한 것이나 다름없습니다.

① 신체적 변화: '고성능 스포츠카'로 진화하는 신체 시스템

첫째, 혈관 건강의 드라마틱한 반전이 시작됩니다. 라이딩을 6개월간 지속하면 혈관 탄력성이 눈에 띄게 개선됩니다. 나쁜 콜레스테롤(LDL) 수치는 떨어지고 좋은 콜레스테롤(HDL) 수치는 상승합니다. 고혈압이나 동맥경화 같은 혈관 질환의 위험으로부터 멀어집니다.

둘째, 관절을 보호하는 '근육 보호대'가 완성됩니다. 자전거는 체중 부하를 안장이 분산해주는 저충격 운동입니다. 6개월 동안 반복된 페달링은 무릎 주변 근육을 강화하고 인대의 유연성을 높입니다. 관절을 보호하는 튼튼한 '근육 보호대'를 착용하는 효과를 얻습니다.

셋째, 낮아진 안정 시 심박수와 강철 체력이 만들어집니다. 심장이 한 번의 박동으로 더 많은 산소를 효율적으로 공급할 수 있게 되면서 평상시 심박수가 낮아집니다. 이는 일상에서 쉽게 지치지 않는 기초 체력이 비약적으로 상승했음을 의미합니다.

② 정신적 변화: 단단해지는 '회복 탄력성'

첫째, 뇌 기능과 집중력이 향상됩니다. 지속적인 유산소 운동은 BDNF(뇌유래신경영양인자)의 분비를 촉진합니다. 6개월 차 라이더는 업무나 학습 시에 두뇌 회전이 예전보다 날카로워지고 집중력이 강화되었음을 체감합니다.

둘째, 정서적 안정과 평정심의 회복입니다. 일시적인 기분 전환을 넘어 신경 전달 물질 체계 자체가 안정화됩니다. 감정의 기복이 잦아들고 스트레스 상황에서도 빠르게 중심을 잡는 '회복 탄력성'이 내면의 단단한 힘으로 자리 잡습니다.

셋째, 라이프스타일이 완전하게 재정립됩니다. 이제 자전거는 수행해야 하는 '숙제'가 아닌 '일상'이 됩니다. 라이딩을 하지 않으면 몸이 먼저 반응하는 '긍정적 중독' 상태에 진입합니다. 식단과 수면 패턴까지 자전거라는 중심축을 따라 건강하게 정렬됩니다.

③ 2단계의 핵심 수칙

2단계에서 중요한 것은 '신체의 재구조화'입니다. 6개월이라는 시간 동안 페달을 돌리는 과정에서 우리의 혈관은 젊어지고 뇌세포는 활성화됩니다. 2단계를 완주하면 노후에 대비한 가장 강력한 '건강 자산'이 확정됩니다.

3단계(6개월 이후):
진화의 완성, 새로운 인생을 이끄는 에너지의 탄생

이 단계부터는 건강 측면에서 눈에 보이지 않는 복리 효과가 나타납니다. 단순히 '자전거 운동이 취미인 사람'이 아니라 '라이더(Rider)'라는 새로운 정체성이 확립되는 시기입니다. 이제 자전거는 나의 행복을 지켜주는 가장 신뢰할 만한 파트너가 됩니다.

① 신체적 변화: 노화를 거스르는 '항노화 시스템' 구축

첫째, 모세혈관이 촘촘해지고 신체 재생 능력이 향상됩니다. 근육 구석구석까지 산소를 전달하는 모세혈관의 밀도가 극대화됩니다. 피부에 생기를 불어넣고 상처 회복 속도를 높이는 등 전반적인 신체 재생 능력을 젊은 시절의 그것처럼 끌어올립니다.

둘째, 세포 내 에너지 공장의 효율화가 이뤄집니다. 세포의 엔진이라 불리는 미토콘드리아 수와 효율이 비약적으로 향상됩니다. 온종일 활동해도 에너지가 고갈되지 않는 '에너자이저'와 같은 활기찬 노후를 누리게 됩니다.

셋째, 강력한 면역 체계와 골밀도가 유지됩니다. 규칙적인 근육 수축과 이완 자극은 면역 세포의 순환을 원활하게 합니다. 만성 염증 수치도 낮아지면서 잔병치레 없는 무결점 건강 상태에 가까워집니다. 햇볕 아래 라이딩은 비타민D를 생성하여 골밀도 유지에 도움을 줍니다.

② 정신적 변화: 단단한 내면과 확장된 세계관

첫째, 몰입을 통한 정신적 휴식이 제공됩니다. 이제 페달링은 무의식적인 흐름이 됩니다. 라이딩 중 모든 잡념이 사라지고 오직 현재에만 존재하는 몰입 상태를 경험하게 됩니다. 이는 현대인이 만나기 어려운 고도의 정신적 휴식을 제공합니다.

둘째, 세밀해진 오감과 정서적 풍요를 체감합니다. 자동차로 스쳐 지나가던 세상이 입체적으로 다가옵니다. 길가에 핀 야생화, 계절에 따라 변하는 바람의 냄새를 민감하게 느끼며 주변 세계와 깊이 연결되는 정서적 풍요로움을 만끽하게 됩니다.

셋째, 자기 통제력이 완성됩니다. 외부 환경에 흔들리지 않고 안장에 오르는 의지는 인생 전반의 통제력으로 확장됩니다. 이 단단한 의지는 사회적 관계나 직업적 도전 등 자전거 밖의 삶에서도 문제를 해결하는 강력한 원동력이 됩니다.

③ 3단계의 핵심 수칙

3단계에서는 장기간의 라이딩에 따른 권태기가 찾아올 수 있습니다. 이

럴 때는 새로운 코스 탐방, 국토종주, 그란폰도 대회 참가 등을 통해 새로
운 목표를 설정해 보시기 바랍니다. 도전하는 즐거움이 나의 라이딩 인생
을 더욱 다채롭고 풍요롭게 만들어 줄 것입니다.

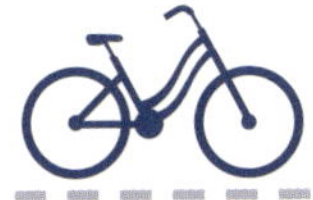

비가 와도 달린다,
지속 가능한 라이딩을 위한 플랜 B

중장년 라이더에게 야외 라이딩이 불가능한 날은 운동을 쉬는 날이 아니라 '보충 수업을 하는 날'입니다. 비, 폭염, 미세먼지 같은 기상 악화나 갑작스러운 컨디션 저하 상황에서도 "오늘은 대체 운동을 한다."라는 마음가짐을 가져야 합니다. 안장에 오를 수 없는 날에 실내에서 라이딩 효과를 이어갈 수 있는 효율적인 대체 운동법 4가지를 소개합니다.

실내 자전거: 라이딩 감각과 근력의 보존

야외 활동이 어려울 때 가장 직접적이고 효과적인 대안입니다. 실내 자전거는 야외 라이딩과 사용하는 근육이 거의 일치하며 사고 위험 없이 안전하게 심폐지구력을 강화합니다. 실시 방법은 기존 3개월 루틴 주행 시간을 그대로 적용하되, 강도는 컨디션에 맞춰 조절합니다.

실내 자전거 특유의 지루함을 달래기 위해 자전거 주행 영상(랜선 라이딩)

을 시청하거나 경쾌한 음악에 맞춰 페달링 속도에 변화를 주는 것도 좋습니다. 아파트 헬스장 등을 이용한다면 TV 시청을 병행하여 운동 시간을 자연스럽게 늘리는 것도 좋은 방법입니다.

계단 오르기: 강력한 하체 근력 및 심폐지구력 강화

계단 오르기는 자전거 주행의 핵심 근육인 대퇴사두근과 둔근을 단련하고 심폐지구력을 극대화하는 보강 운동입니다. 올바른 자세는 상체를 앞으로 5도 정도 가볍게 숙여 무게 중심을 앞발에 둡니다. 발바닥의 1/2~2/3 정도를 계단에 딛습니다. 시선은 2~3계단 위를 향하고 팔은 자연스럽게 흔들어 추진력을 얻습니다.

계단 오르기는 일정한 리듬으로 하는 것이 심폐기능 향상에 유리합니다. 내려올 때는 엘리베이터를 이용하여 관절을 보호하는 것이 좋습니다. 미세먼지 수치가 높은 날에는 실내 자전거나 홈 트레이닝에 비중을 더 두는 것이 좋습니다.

홈 트레이닝: 라이딩 효율을 높이는 보강 운동

홈 트레이닝으로 상체 근력과 코어 근육을 단단하게 만드는 기회로 삼으면 좋습니다. 코어 근육이 강해지면 장거리 주행 시 발생하기 쉬운 허리 통증을 예방하고 주행 효율을 높일 수 있습니다. 앞 장에서 소개한 3가지 보강 운동을 다음 방법으로 실시합니다.

먼저, 상체를 안정적으로 지탱하는 플랭크를 30초~1분간 3세트 실시합니다. 그다음 누운 상태에서 골반을 들어 올리는 브리지를 실시합니다. 마지막으로 스쿼트를 15회씩 3세트 실시합니다. 무릎에 무리가 가지 않도록 의자에 앉듯이 천천히 엉덩이를 뒤로 빼며 실시합니다.

폼롤러 활용 및 스트레칭: 능동적 회복과 유연성 확보

컨디션이 저하된 날에는 무리하게 움직이기보다 '회복'에 집중하는 것이 다음 라이딩을 위한 진정한 투자입니다. 폼롤러를 활용해 허벅지 앞쪽, 옆쪽, 종아리를 부드럽게 문질러 줍니다. 이는 뭉친 근육의 유착을 해소하고 혈액 순환을 도와 근육의 회복 속도를 높입니다.

중장년 라이더는 페달을 들어 올릴 때 쓰이는 장요근이 짧아지기 쉽습니다. 바닥에 한쪽 무릎을 대고 반대쪽 다리를 90도로 세운 뒤, 골반을 천천히 앞으로 밀어주며 허벅지 앞쪽부터 골반 깊숙한 곳까지 늘려줍니다. 10~20초간 유지하는 이 동작은 척추와 골반의 안정성을 지켜주는 스트레칭입니다.

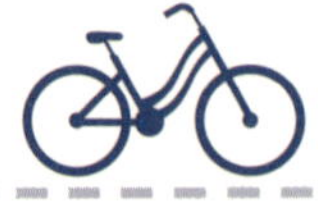

만성질환자를 위한
안전 라이딩 팁

중장년 라이더 중에는 고혈압, 당뇨, 관절염 등의 만성질환을 다스리며 운동하는 분들이 많습니다. 자전거는 이러한 질환을 개선하고 관리하는 데 탁월한 처방전이 됩니다. 그러나 질환의 특성에 따라 반드시 지켜야 할 '안전 가이드'를 숙지해야만 비로소 약이 됩니다.

고혈압 라이더: 갑작스러운 혈압 상승 주의

고혈압 환자에게 자전거는 혈관의 탄력성을 회복하고 혈압을 낮추는 데 훌륭한 도구입니다. 라이딩 과정에서 혈류 흐름이 개선되고 혈관 내벽을 강화하여 심혈관 건강을 증진합니다. 규칙적인 라이딩은 혈압 수치를 안정적으로 관리하는 데 큰 도움을 줄 수 있습니다.

그러나 운동 중 순간적으로 혈압이 급격히 치솟는 상황은 경계해야 합니다. 가파른 언덕에서 무리하게 페달을 밟는 것은 심장에 과부하를 주어 혈압을 위험 수준까지 올릴 수 있습니다. 혈압이 완만하게 상승하고 하강할 수 있도록 세심한 주의를 기울여야 합니다.

첫째, 피크 타임(새벽) 피하기입니다. 추운 겨울 새벽이나 기온이 급격히 낮아지는 날에는 혈관이 수축하여 혈압이 급상승할 위험이 큽니다. 기온이 충분히 오른 이후인 낮 시간대 라이딩을 권장합니다.

둘째, 준비운동을 생활화합니다. 갑작스럽게 시작하는 고강도 운동은 심장에 큰 부담을 줍니다. 본격적으로 속도를 내기 전에 10~15분간 가벼운 페달링으로 몸을 충분히 데워 혈류의 흐름을 원활하게 합니다.

셋째, 바른 호흡법과 적정 라이딩 강도 유지입니다. 오르막길에서 과도하게 힘을 쓰면 혈압이 급격하게 상승합니다. 힘들수록 의식적으로 '후~' 하고 숨을 내뱉는 호흡법을 유지합니다. 옆 사람과 편안하게 대화할 수 있는 라이딩 강도를 유지하는 것이 가장 안전합니다.

당뇨병 라이더: 저혈당 방지와 세심한 발 관리

당뇨병 환자가 가장 경계해야 할 것은 갑작스러운 저혈당 쇼크입니다. 자전거는 에너지 소모가 큰 유산소 운동이므로 혈당이 예상보다 빠르게 떨어질 수 있습니다. 이는 어지럼증이나 의식 상실로 이어져 대형 사고의 원인이 됩니다. 라이딩 중에 몸의 이상 신호를 즉각 감지할 수 있도록 주의가 필요합니다.

첫째, 공복 상태에서 라이딩 금지입니다. 혈당 조절 효과가 극대화되면서도 저혈당 위험이 가장 낮은 최적의 운동 시점은 식사 후 혈당이 상승하기 시작하는 1~2시간 뒤가 됩니다. 따라서 공복 상태에서 페달을 밟는 것은 급격한 혈당 하락을 초래해 쇼크를 유발할 수 있으므로 피해야 합니다.

둘째, 비상 간식을 상시 휴대합니다. 반드시 사탕이나 당분이 많이 함유된 음료를 저지 뒷주머니 또는 자전거 장착 소형 가방에 휴대합니다. 식은땀이 나거나 손이 떨리는 전조증상이 나타나면 즉시 라이딩을 멈추고 당분을 섭취합니다.

셋째, 세밀한 발 점검입니다. 당뇨병 환자는 발의 상처가 쉽게 낫지 않고 합병증으로 이어질 수 있습니다. 자신의 발에 꼭 맞는 전용 신발을 착용합니다. 라이딩 후에는 발에 물집이나 상처가 생기지 않았는지 세심하게 확인합니다.

넷째, 믿을 수 있는 파트너와 동반 라이딩을 권장합니다. 주행 중 저혈당 쇼크나 사고 등이 발생했을 때, 곁에 있는 파트너는 응급처치와 구조 요청을 수행할 수 있습니다. 자신의 건강 상태를 잘 아는 파트너와 함께 달리면 사고 위험을 줄이고 심리적 안정감까지 제공합니다.

관절염 라이더: 무릎 부하 최소화와 올바른 자세

자전거는 체중 부하를 안장 등에 분산하므로 무릎 관절염 환자에게 적극 추천하는 운동입니다. 그러나 잘못된 주행 습관은 오히려 관절을 망치는 독이 됩니다. 다음 주의사항을 지키면서 라이딩하는 습관을 들여야 합니다.

첫째, 가벼운 기어와 높은 케이던스를 유지합니다. 무거운 기어로 페달을 꾹꾹 밟으면서 타는 방법은 무릎 연골에 치명적인 압박을 줍니다. 낮은 기어비에서 80~95회 정도의 케이던스를 유지하며 가볍게 돌리듯이 타는 것이 핵심입니다.

둘째, 내 몸에 맞는 안장 높이 설정입니다. 안장이 낮으면 무릎 앞쪽에 통증이 발생하고, 너무 높으면 무릎 뒤쪽에 통증을 유발합니다. 전문가의 도움을 받아 본인에게 꼭 맞는 안장 높이를 유지하면서 라이딩을 합니다.

셋째, 급성 염증기에는 휴식을 취합니다. 관절 부위에 부종이나 열감이 나타나는 급성 염증기에는 무엇보다 즉각적인 휴식이 최우선입니다. 라이딩을 즉시 중단하고 손상 부위에 냉찜질을 실시하여 염증 확산을 막고 통증을 완화해야 합니다.

만성질환 관리를 위한 공통 수칙

① **복용 약물 확인:** 특정 혈압약은 심박수 상승을 억제하여 운동 강도를 착각하게 만들 수 있습니다. 반드시 주치의에게 상담을 받고 운동 강도를 설정하기 바랍니다.

② **수분 섭취 습관화:** 탈수는 혈액의 점도를 높여 혈압과 혈당 조절에 악영향을 줍니다. 목이 마르기 전에 미리 15분마다 정기적으로 수분을 보충합니다.

③ **스마트 기기 활용:** 스마트 워치로 실시간 심박수를 모니터링하여 본인의 최대 심박수 대비 60~70% 수준을 넘지 않도록 관리하는 것이 안전한 라이딩의 척도입니다.

미래의 나에게 보내는
가장 소중한 선물

이 책의 마지막 장까지 함께해 주신 여러분께 깊은 감사를 드립니다. 여기까지 읽으셨다면 이미 노후를 위한 가장 현명하고 확실한 투자가 무엇인지 알게 되신 것입니다. 자전거는 단순한 이동 수단이 아닙니다. 건강한 신체와 풍요로운 은퇴 이후의 삶을 꿈꾸는 지금의 당신이 먼 훗날의 '나'에게 보낼 수 있는 가장 고귀하고도 값진 선물입니다.

미래를 향한 최고의 장기 투자

우리는 이 책을 통해 자전거가 왜 '중장년 최고의 재테크'로 명명될 수밖에 없는지 그 실체를 확인했습니다. 페달을 밟는 행위는 단순한 열량 소모를 넘어 수치로 환산할 수 없는 무형의 자산을 우리의 신체와 정신에 차곡차곡 적립하는 숭고한 과정입니다.

매일 10km 라이딩은 노후를 위한 가장 견고한 '재정적 방어막'을 구축하는 일입니다. 오늘 기분 좋게 흘린 땀방울은 훗날 예고 없이 찾아올 만성질환이라는 거대한 지출을 막아내는 강력한 방패가 됩니다. 노년에 마주할 수천만 원의 의료비를 선제적으로 절감하는 것보다 더 확실하고 압도적인 수익률이 어디 있겠습니까.

30분간 햇살 아래를 달리는 시간은 '심리적 안전자산'을 두텁게 쌓아 올립니다. 눈부신 햇살 속에서 분비되는 행복 호르몬은 은퇴 후 불쑥 찾아오기 쉬운 우울감과 고립감을 말끔히 씻어냅니다. 이는 금전으로 살 수 없는 마음의 여유이자, 생동감 넘치는 일상을 지속하게 하는 최고의 에너지원입니다.

새로운 커뮤니티와의 교류는 사회적 자본을 확장하는 가치 있는 투자입니다. 같은 길을 달리고 함께 숨을 고르며 나누는 웃음은 노후 고독을 방지하는 단단한 결속력이 됩니다. 여기서 얻는 소속감과 연대감은 그 어떤 고액 보험보다 든든하게 삶을 지탱해주는 마음의 버팀목이 되어줄 것입니다.

자전거는 이 모든 유익함을 신체에 무리를 주지 않으면서도 즐겁게 향유하게 해주는 유일무이한 도구입니다. 변동성 큰 금융시장의 유혹이 아닌 건강이라는 '절대적 수익률'을 보장하는 자전거야말로 우리 생애의 가장 완벽한 '인생 최고 재테크'라 할 수 있습니다.

자전거가 그려내는 '황금빛 미래'

중장년 이후의 삶은 2가지 길로 극명하게 나누어집니다. 하나는 만성질환과 약물에 의존하며 병원을 전전하는 '유병 기간의 삶'입니다. 다른 하나는 활력 넘치는 신체로 자유를 만끽하는 '건강수명의 삶'입니다. 자전거는 주저 없이 우리를 후자의 길, '자유가 있는 건강한 삶'으로 인도할 것입니다.

우리는 이 책을 통해 관절과 심장을 보호하고 근감소증, 치매, 당뇨병을 예방하는 자전거의 의학적 효능을 확인했습니다. 은퇴 후의 고독과 우울감을 걷어내며 내면의 활력까지 되찾아주는 자전거의 놀라운 치유력도 목격했습니다. 신체적 강건함과 정신적 풍요를 동시에 선사하는 자전거야말로 노후를 지키는 가장 강력한 힘인 것입니다.

상상해 보십시오. 상쾌한 아침 공기를 가르며 강변을 달리는 나의 활기찬 모습을, 국토종주라는 위대한 도전을 성취하고 환하게 웃는 나의 빛나는 얼굴을 말입니다. 그리고 무엇보다도 휠체어가 아니라 바람을 가르며 힘차게 자전거를 타는 멋진 할아버지, 할머니의 모습을 손주들에게 보여주는 장면을 말입니다.

미래의 나에게 보내는 가장 소중한 선물

우리는 흔히 노후를 위해 통장의 잔고를 확인하고 부동산의 가치를 가늠하곤 합니다. 하지만 인생이라는 긴 언덕길을 마지막까지 품위 있게 오르기 위해 우리에게 진짜 필요한 것은, 흔들리지 않는 하체의 근력과 거친 숨을 다스릴 수 있는 단단한 심장입니다.

자전거는 우리에게 속도 경쟁을 강요하지 않습니다. 그저 내가 밟은 페달의 횟수만큼, 흘린 땀방울의 양만큼 정직한 거리를 선물할 뿐입니다. 조바심을 낼 필요도 서두를 필요도 없습니다. 앞서가는 누군가의 뒤를 쫓아가기보다 뺨을 스치는 바람결을 느끼고 길가에 핀 이름 모를 들꽃에 눈을 맞추며 천천히 나아가시기 바랍니다.

그렇게 매일매일 조금씩 쌓아 올린 건강은 세월이 흐른 뒤 마주할 그 어떤 금융 상품보다 든든한 생애 최고의 보험이 될 것입니다. 20년, 30년 후에도 자전거 위에서 산천을 누비며 미소 짓고 있을 나를 상상해 보시기 바랍니다. 미래의 나는 지금의 나에게 형언할 수 없는 깊은 고마움을 전하게 될 것입니다.

여러분의 레이스가 언제나 안전하고 행복하기를, 그리고 그 길 위에서 만나는 모든 풍경이 인생에서 가장 아름다운 장면으로 기억되기를 진심으로 응원하겠습니다!

국토종주 자전거길 가이드
국내 주요 자전거 그란폰도 대회 소개

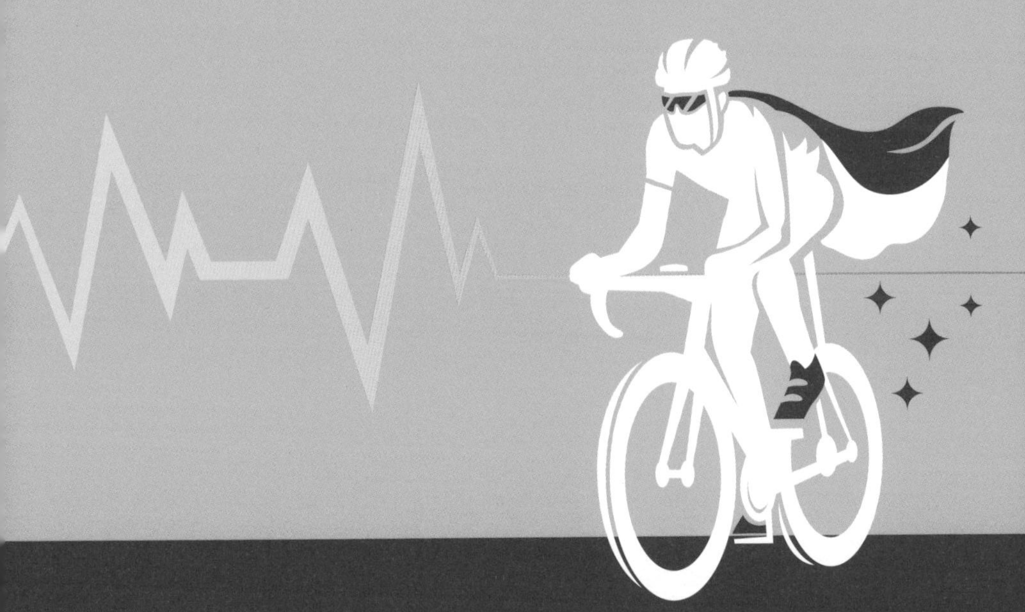

국토종주
자전거길 가이드

국토종주 자전거길은 대한민국 전역의 주요 강줄기와 수려한 해안선을 따라 조성된 총연장 2,000km 규모의 거대한 자전거 도로망입니다. 이 중 공식 종주로 인정되는 인증 구간 길이는 1,857km에 달합니다. 서해에서 동해까지, 한강에서 낙동강을 거쳐 남해와 제주도에 이르기까지 국토 구석구석을 연결하는 세계적인 수준의 자전거길입니다.

인천에서 시작해 서울을 거쳐 부산까지 이어지는 '국토종주 노선(633km)'이 대표적입니다. 그리고 한강, 낙동강, 금강, 영산강, 섬진강 등 주요 강줄기를 따라가는 노선과 지역별 지류 노선이 유기적으로 연결되어 있습니다. 동해안을 따라가는 바닷길과, 제주도를 한 바퀴 도는 '제주환상자전거길'은 내륙의 자전거길과는 또 다른 이국적인 풍광을 보여줍니다.

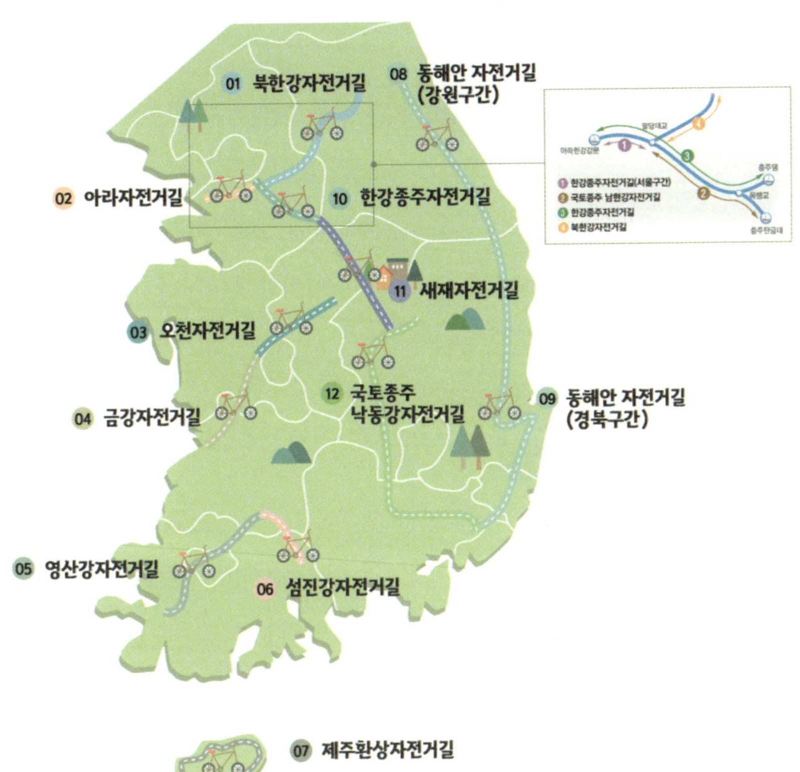

※ 지도 출처 : 자전거 행복나눔(행정안전부 자전거행복나눔 : www.bike.go.kr)

<아라자전거길>
- 국토종주의 시작점

아라자전거길은 국토종주의 출발점인 인천 아라서해갑문에서 한강 하류의 아라한강갑문까지 이어지는 약 21km 구간입니다. 경인아라뱃길 수로를 따라 조성된 이 길은 폭이 넓고 경사가 거의 없는 평탄한 지형입니다. 덕분에 초보 라이더부터 숙련자까지 누구나 쾌적하게 라이딩을 즐길 수 있는 최적의 코스로 사랑받고 있습니다.

주요 특징 및 코스 정보

① **국토종주 인증센터:** 국토종주 여정의 시작을 알리는 '아라서해갑문 인증센터'와 한강 진입 직전에 위치한 '아라한강갑문 인증센터'가 있어 종주 수첩에 첫 도장을 찍는 설렘을 느낄 수 있습니다.

② **아름다운 수변 경관:** 라이딩 내내 탁 트인 운하의 전경을 감상할 수 있으며, 구간 곳곳에 위치한 아라폭포, 아라마루 전망대(스카이워크) 등은 자전거를 멈추고 쉬어가기 좋은 명소입니다.

③ **편의 시설:** 전 구간에 걸쳐 화장실, 매점, 쉼터가 잘 정비되어 있어 장거리 라이딩을 앞둔 준비운동 코스로도 손색이 없습니다.

아라자전거길은 서해의 낙조와 아라뱃길의 평화로움을 동시에 경험할 수 있는 최고의 자전거 테마 로드라고 할 수 있습니다.

<한강종주자전거길>
- 서울의 심장을 가로지르는 힐링 로드

한강종주자전거길은 아라자전거길의 끝인 아라한강갑문에서 시작하여 경기도 하남시 팔당대교까지 이어지는 약 56km의 서울 도심 관통 코스입니다. 한강의 남북 양쪽으로 조성된 이 길은 세계적으로도 보기 드문 대도시 속의 거대한 수변 공원을 통과합니다. 국토종주의 두 번째 관문이자 가장 화려한 구간으로 손꼽힙니다.

주요 특징 및 코스 정보

① **도심 속의 자연:** 여의도, 반포, 뚝섬 등 현대적인 고층 빌딩 숲과 시원하게 뻗은 한강의 물줄기를 동시에 감상하며 달릴 수 있습니다. 특히 야간에는 한강을 가로지르는 다리들의 조명과 화려한 서울 시내 야경이 라이딩의 묘미를 더해줍니다.

② **국토종주 인증센터:** 여의도, 뚝섬전망콤플렉스, 광나루자전거공원, 팔당대교 등의 인증센터가 한강의 남쪽과 북쪽에 배치되어 있습니다.

③ **완벽한 인프라:** 편의점, 화장실, 자전거 수리점 등 편의시설이 전 구간에 걸쳐 다수 설치되어 있어 초보자나 가족 단위 라이더들에게도 접근성이 매우 높습니다.

이 코스는 서울의 문화와 역사를 한눈에 담으며 북한강과 남한강 자전거 길로 향하는 연결 고리 역할을 합니다.

<북한강자전거길>
- 호반의 도시 춘천으로 향하는 낭만 로드

북한강자전거길은 경기도 남양주시 운길산역 인근 밝은광장에서 시작하여 강원도 춘천시 신매대교까지 이어지는 총 99km의 수변 코스입니다. 수도권 라이더들에게 인기 많은 교외 코스 중 하나입니다. 한강과는 또 다른 북한강 특유의 고즈넉하고 수려한 산세와 강변 풍경을 즐길 수 있는 '낭만 라이딩'의 대명사입니다.

주요 특징 및 코스 정보

① **수려한 강변 풍경:** 호반의 도시 춘천으로 이어지는 북한강의 절경을 만끽할 수 있습니다. 의암호 순환코스도 있어 '호반 라이딩'의 진수를 보여줍니다. 특히 안개 낀 새벽이나 해 질 녘의 북한강 경관은 압권입니다.

② **국토종주 인증센터:** 여정의 기점인 남양주시 밝은광장, 샛터삼거리, 경강교, 그리고 종점인 춘천 신매대교까지 총 4개의 인증센터가 배치되어 있습니다.

③ **자연과 문명의 조화:** 구 경춘선 철길을 활용한 터널 구간과 나무 데크로 조성된 수변 길은 라이딩의 재미를 더해줍니다. 대성리, 남이섬, 강촌 등 주요 관광지와 연결되어 있어 여행과 라이딩을 동시에 즐기기에 최적입니다.

이 길은 경사도가 완만하고 기차(ITX-청춘, 경춘선)를 이용한 접근성이 뛰어나 당일치기 여행이나 장거리 라이딩 입문 코스로 최고의 선택지입니다.

<남한강자전거길>
- 옛 철길과 강변길이 빚어낸 낭만 코스

남한강자전거길은 경기도 남양주시 팔당대교 북단에서 시작하여 충북 충주시 탄금대까지 이어지는 약 132km의 수변 코스입니다. 자전거길로 재탄생한 중앙선 옛 철길과 강변길 위주로 조성된 이 길은 아름답고 독특한 풍광을 자랑합니다.

① **추억의 옛 철길 라이딩:** 예전에 중앙선 열차가 달렸던 철도(능내역 등)와 9개의 터널을 자전거로 통과하는 이색적인 경험을 할 수 있습니다. 터널 내부는 여름에는 시원하고 겨울에는 아늑하여 라이딩의 즐거움을 더해줍니다.

② **국토종주 인증센터:** 기점인 남양주시 팔당대교, 능내역, 양평군립미술관, 이포보, 여주보, 강천보, 비내섬, 목행교, 종점인 탄금대까지 총 9개의 인증센터가 있어 풍성한 인증의 재미를 선사합니다.

③ **완만한 경사와 수변 경관:** 남한강의 맑은 물줄기와 양평, 여주의 드넓은 평야 지대를 감상할 수 있습니다. 대부분 평탄한 구간으로 구성되어 있어 장거리 라이딩 입문자들에게도 안성맞춤입니다.

이 코스는 과거의 철도 문화와 현재의 자연이 공존하는 박물관 같은 길입니다. 남한강을 가로지르는 멋지고 웅장한 이포보, 여주보, 강천보를 지나는 여정을 담고 있습니다.

<새재자전거길>
- 백두대간 이화령을 넘는 꿈의 구간

새재자전거길은 충북 충주시 탄금대에서 시작하여 경북 상주시 상주 상풍교까지 이어지는 약 100km 코스로 험준한 산악 구간을 포함하고 있습니다. 이 코스는 한강 수계와 낙동강 수계를 잇는 가교 역할을 합니다. 해발 548m의 이화령 고개를 넘는 이 길은 국토종주 전 구간 중 최고의 난이도이자 꿈의 구간으로 불립니다.

주요 특징 및 코스 정보

① **백두대간 넘어가기:** 이화령 고개는 약 5km에 달하는 오르막 구간으로 체력적인 한계에 도전하게 만듭니다. 고개 정상에 오르면 발아래 펼쳐지는 백두대간의 장엄한 산세가 라이더들에게 잊을 수 없는 성취감을 선사합니다.

② **국토종주 인증센터:** 충주탄금대, 수안보온천, 이화령 꼭대기의 이화령 휴게소, 웅장한 협곡을 끼고 있는 문경불정역, 종점인 상주상풍교까지 총 5개의 인증센터가 있습니다.

③ **역사와 자연의 공존:** 조선시대 선비들이 과거를 보기 위해 넘어 가던 문경새재의 역사적 숨결을 느끼며 달릴 수 있습니다. 수안보에서 온

천욕으로 피로를 풀고 소조령과 이화령을 넘으며 우리 산천의 아름다움을 만끽하기에 최적입니다.

이 길은 자신의 한계를 극복하고 낙동강으로 향하는 관문을 여는 상징적인 여정입니다.

<낙동강자전거길>
- 영남의 젖줄을 따라가는 389km의 대장정

낙동강자전거길은 경북 안동댐에서 시작하여 부산 을숙도 낙동강하구둑까지 이어지는 총 거리 약 389km의 국내 최장 자전거길입니다. 국토종주 전체 구간의 절반 이상을 차지하는 코스로, 유유히 흐르는 낙동강 줄기를 따라 남해바다까지 이어지는 장엄한 여정을 선사합니다.

주요 특징 및 코스 정보

① **국토종주 완주의 마침표:** 아라서해갑문에서 시작된 633km 국토종주 대장정의 마침표를 부산 을숙도 낙동강하구둑에서 찍습니다. 마지막 인증도장을 찍는 순간, 형용할 수 없는 감동과 성취감을 맛보게 됩니다.

② **다양한 지형의 조화:** 상류의 안동과 상주 구간은 고즈넉한 강변 풍경이 일품입니다. 중류의 대구와 창녕 구간은 드넓은 평야를, 하류의

양산과 부산 구간은 시원한 강바람을 만끽할 수 있습니다. 낙동강변 기암절벽이 만든 상주 경천대 절경과 박진고개와 무심사 등 '낙동강 5대 업힐'로 불리는 도전적인 고개들이 곳곳에 숨어 있어 매력을 더합니다.

③ **인증센터와 풍부한 볼거리:** 기점인 안동댐, 상주상풍교, 상주보, 낙단보, 구미보, 칠곡보, 강정고령보, 달성보, 합천창녕보, 창녕함안보, 양산물문화관, 종점인 낙동강하구둑 등 12개 인증센터가 설치되어 있습니다. 특히 거대한 보(洑) 시설과 연계된 인증센터가 다수 배치되어 있는 것이 특징적입니다.

이 길은 영남의 유교 문화권과 천혜의 자연 습지인 우포늪 주변을 지나는 역사와 생태가 공존하는 길입니다. 우리나라 남부 내륙을 관통하며 강과 인간이 어우러진 삶의 터전을 온몸으로 느끼는 진정한 종주의 의미를 담고 있습니다.

\<금강자전거길\>
- 비단결 강물을 따라 흐르는 백제의 숨결

금강자전거길은 대전광역시 대청댐에서 시작하여 전북과 충남을 잇는 금강하구둑까지 이어지는 약 146km의 아름다운 길입니다. '비단 금(錦)' 자를 쓰는 이름처럼 부드럽게 굽이치는 강줄기를 따라 찬란했던 백제 역사

유적과 금강 하구 철새 도래지 등 자연 생태가 어우러진 서정적인 코스입니다.

① **살아있는 역사 박물관:** 코스 중간에 위치한 공주와 부여는 도시 전체가 유네스코 세계문화유산입니다. 공산성, 무령왕릉, 낙화암 등 역사적 명소들을 자전거를 타며 직접 만날 수 있다는 점이 가장 큰 매력입니다.

② **국토종주 인증센터:** 기점인 대청댐을 시작으로 세종보, 공주보, 백제보, 익산 성당포구, 종점인 금강하구둑까지 총 6개의 인증센터가 마련되어 있습니다.

③ **평탄한 수변 라이딩:** 대부분 구간이 강변을 따라 평지로 구성되어 있어 가족 단위 라이더나 초보자도 부담 없이 즐길 수 있습니다. 특히 가을철 익산 성당포구 부근의 바람개비길과 금강 하구의 갈대밭은 최고의 포토존으로 꼽힙니다.

이 코스는 금강의 완만한 물살을 닮은 여유로운 마음으로 백제의 옛 향기와 서해의 낙조를 음미하는 '사색의 길'입니다.

<영산강자전거길>

- 남도 들녘의 풍요로운 여정

영산강자전거길은 전남 담양의 담양댐에서 시작하여 목포 영산강하구둑까지 이어지는 약 133km의 아름다운 수변 코스입니다. 남도의 젖줄 영산강을 따라 펼쳐지는 이 길은 담양의 대나무숲과 메타세쿼이아 가로수길, 끝없이 펼쳐진 나주평야의 황금빛 들판을 만날 수 있는 서정적인 노선입니다.

주요 특징 및 코스 정보

① **남도의 멋과 맛:** 이 코스는 전국에서 아름다운 가로수길로 꼽히는 담양 메타세쿼이아길을 통과하는 등 라이딩 내내 눈이 즐겁습니다. 나주 영산포 홍어거리 등 남도 특색의 풍성한 먹거리를 접할 수 있어 식도락 라이딩의 성지로도 불립니다.

② **국토종주 인증센터:** 기점인 담양댐을 시작으로 메타세쿼이아길, 담양 대나무숲, 승촌보, 죽산보, 느러지 관람전망대, 그리고 종점인 영산강 하구둑까지 총 7개의 인증센터가 있습니다.

③ **영산강의 비경:** 코스 후반부의 느러지 관람전망대에서는 한반도 지형을 닮은 영산강의 물돌이 경관을 한눈에 내려다볼 수 있습니다. 약간의 고갯길이 있지만 정상에서 마주하는 탁 트인 비경은 영산강 종주

의 하이라이트로 손꼽힙니다.

이 길은 완만한 경사와 탁 트인 들판 덕분에 마음의 여유를 찾기에 최적이며, 남도의 자연과 역사를 온몸으로 느끼며 서해바다에 닿는 특별한 경험을 제공합니다.

<섬진강자전거길>
- 꽃과 강물이 빚어낸 한국 최고의 명품 로드

섬진강자전거길은 전북 임실의 강진공용버스터미널(섬진강 생활체육공원) 인근에서 시작하여 전남 광양의 배알도 수변공원까지 이어지는 약 149km의 코스입니다. 국토종주 자전거길 중 자연 그대로의 모습을 가장 잘 간직하고 있습니다. 우리나라에서 가장 아름다운 자전거길이라는 찬사를 받는 곳입니다.

주요 특징 및 코스 정보

① **꽃길과 물길의 조화:** 봄이면 매화와 벚꽃이 터널을 이루고, 가을이면 억새가 장관을 이룹니다. 섬진강 특유의 맑은 물과 기암괴석, 그리고 강변을 따라 펼쳐지는 모래사장은 다른 곳에서는 보기 힘든 독특한 풍경을 선사합니다.

② **국토종주 인증센터:** 기점인 섬진강댐을 시작으로 장군목, 향가유원지, 횡탄정, 사성암, 남도대교, 매화마을, 그리고 종점인 배알도 수변공원까지 총 8개의 인증센터가 배치되어 있습니다.

③ **추억과 낭만의 명소:** 일제강점기에 만들어진 철도를 자전거도로로 개조한 향가터널, 대하소설『토지』의 배경인 하동 평사리, 영호남 화합을 상징하는 화개장터 등 코스 곳곳에 역사와 문화를 체험할 수 있는 명소가 가득합니다.

이 코스는 인공적인 구조물보다 자연과 전통마을의 소박한 풍경이 돋보이며, 완만한 내리막 지형이 많아 강바람을 느끼며 여유롭게 달리는 '슬로우 라이딩'에 최적화되어 있습니다.

<오천자전거길>
- 다섯 갈래 물길을 따라가는 한적한 전원 로드

오천자전거길은 충북 괴산군 행촌교차로(연풍)에서 시작하여 세종특별자치시 합강공원까지 이어지는 약 105km의 코스입니다. 괴산의 쌍천, 달천, 성황천과 증평의 보강천, 그리고 청주·세종의 미호강까지 다섯 개의 하천(五川)을 차례로 따라가며 달립니다. 이 길은 번잡한 도심을 벗어나 충북 내륙의 평화로운 전원 풍경을 오롯이 맛볼 수 있는 구간입니다.

① **국토종주의 핵심 연결고리:** 새재자전거길(괴산)과 금강자전거길(세종)을 잇는 가교 역할을 합니다. 국토종주 중 금강으로 넘어가려는 라이더들이 반드시 거쳐 가는 길목이며, 경사도가 거의 없는 평탄한 지형 덕분에 '쉼표 같은 코스'로 불립니다.

② **국토종주 인증센터:** 기점인 행촌교차로를 시작으로 괴강교, 백로공원, 무심천교, 그리고 종점인 합강공원까지 총 5개의 인증센터가 마련되어 있습니다.

③ **소박한 아름다움:** 화려한 랜드마크보다는 굽이굽이 흐르는 시냇물과 정겨운 시골 마을, 그리고 보강천의 '미루나무 숲' 같은 소박하고 아름다운 풍경이 일품입니다. 차량 통행이 적고 한적하여 사색하며 라이딩하기에 최적의 환경을 제공합니다.

이 코스는 큰 오르막이나 내리막 없이 탁 트인 들판과 강변을 따라 이어져 있어, 라이더들이 체력을 안배하며 힐링할 수 있는 최고의 여유를 선사합니다.

<동해안자전거길 I (강원)>
- 푸른 바다를 품고 달리는 환상의 해안 로드

동해안자전거길 강원 구간은 최북단 고성 통일전망대에서 시작하여 삼척 고포마을까지 이어지는 약 242km의 매력적인 코스입니다. 태백산맥과 푸른 동해 사이를 지나는 이 길은 라이딩 내내 파도 소리를 벗 삼아 달릴 수 있습니다. 국내 라이더들이 가장 달리고 싶은 꿈의 코스로 손꼽는 길입니다.

주요 특징 및 코스 정보

① **끝없이 펼쳐진 쪽빛 해변:** 고성, 속초, 양양, 강릉, 동해, 삼척 등 강원도의 주요 해안 도시를 모두 관통합니다. 낙산사, 경포대, 정동진, 추암 촛대바위 등 이름만 들어도 설레는 명소들을 자전거로 직접 만날 수 있다는 것이 이 코스의 최대 특징입니다.

② **국토종주 인증센터:** 기점인 통일전망대(민통선내)를 비롯해 통일전망대(민통선외), 북천철교, 봉포해변, 영금정, 동호해변, 지경공원, 경포해변, 정동진, 망상해변, 추암촛대바위, 한재공원, 종점인 임원까지 총 13개의 인증센터가 해안선을 따라 배치되어 있습니다.

③ **해안 절경과 항구의 활기:** 기암괴석이 장관을 이루는 해안 절벽과 활

기 넘치는 포구, 울창한 송림(松林) 사이를 지나는 길은 변화무쌍한 즐거움을 선사합니다. 특히 동해안의 일출을 바라보며 시작하는 새벽 라이딩은 평생 잊지 못할 감동을 줍니다.

이 길은 경사가 급한 구간이 간혹 등장하지만 바다를 끼고 달리는 탁 트인 조망 덕분에 체력적 부담을 잊게 만드는 마력의 고품격 힐링 로드입니다.

<동해안자전거길 II (경북)>
- 푸른 파도와 기암괴석이 빚은 동해의 진수

동해안자전거길 경북 구간은 울진군에서 시작하여 영덕군 해맞이공원까지 이어지는 약 76km의 아름다운 해안 코스입니다. 강원 구간에 비해 거리는 짧지만 사람의 손길이 덜 닿은 바다 풍경과 깎아지른 절벽, 기암괴석이 어우러져 동해안 라이딩의 백미(白眉)로 꼽힙니다.

주요 특징 및 코스 정보

① **날 것 그대로의 해안 절경:** 울진 망양정, 영덕 블루로드와 만나는 이 길은 도로 바로 옆까지 밀려오는 파도를 느끼며 달릴 수 있습니다. 기암괴석 사이로 난 해안 도로는 라이더들에게 바다 위를 달리는 듯한 착각을 불러일으킬 정도로 환상적인 경험을 제공합니다.

② **국토종주 인증센터:** 울진 은어다리를 시작으로 망양휴게소, 월송정, 고래불해변, 종점인 영덕 해맞이공원까지 총 5개의 인증센터가 위치해 있습니다. 특히 은어 모양을 형상화한 울진 은어다리는 라이더들이 인증사진을 남기는 유명한 포토존입니다.

③ **어촌 마을의 정취와 먹거리:** 아기자기한 포구와 어촌 마을을 지날 때면 그물 손질을 하는 어민들의 삶의 현장을 엿볼 수 있습니다. 대게의 고장인 울진과 영덕을 지나면서 풍부한 해산물을 맛보며 여유롭게 즐기기에 더없이 좋습니다.

이 코스는 짧지만 강렬한 인상을 남기는 구간입니다. 오르내림이 반복되는 낙타등 지형이 있지만 고개 정상에서 바라보는 동해의 탁 트인 전경이 모든 피로를 씻어줍니다.

<제주환상자전거길>
- 에메랄드빛 바다를 품고 달리는 이국적인 섬 일주

제주환상자전거길은 해안선을 따라 제주도 전체를 한 바퀴 도는 약 234km의 순환코스입니다. 에메랄드빛 바다와 현무암 바위, 높게 솟은 야자수가 어우러져 대한민국 어디에서도 볼 수 없는 이국적인 풍광을 선사합니다. 라이더들이 꿈꾸는 버킷리스트 코스입니다.

① **천혜의 자연경관:** 용두암, 송악산, 산방산, 수월봉 등 제주도의 주요 명소를 자전거로 직접 만날 수 있습니다. 특히 서쪽의 차귀도 낙조와 동쪽의 성산 일출봉 전경은 라이딩 중 마주하는 최고의 보상입니다. 반시계 방향으로 달리는 것이 바다를 더 가까이에서 감상할 수 있어 추천됩니다.

② **국토종주 인증센터:** 제주공항 인근의 용두암을 기점으로 다락쉼터, 해거름마을공원, 송악산, 법환바당, 쇠소깍, 표선해변, 성산일출봉, 김녕성세기해변, 함덕서우봉해변 등 총 10개의 인증센터가 배치되어 있습니다.

③ **완만한 지형과 편리한 인프라:** 자전거길은 해안선을 따라 조성되어 고도 변화가 크지 않습니다. 구간마다 카페, 게스트하우스, 자전거 대여 및 수리점 등이 잘 갖춰져 있어 장비 없이 몸만 가서 즐기기에도 좋습니다.

이 길은 제주의 거센 바람과 따스한 햇살, 그리고 파도 소리를 온몸으로 느끼며 진정한 자유를 만끽하는 '치유의 길'입니다.

※ 행정안전부가 관리하는 '자전거 행복나눔' 홈페이지에는 국토종주자

전거길, 아름다운 자전거길 100선 등 자전거길 관련 내용이 자세하게 소개
되어 있으니 참고하시기 바랍니다.

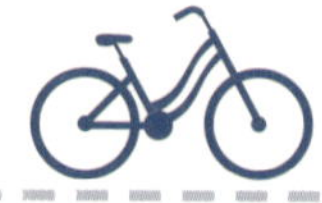

국내 주요 자전거
그란폰도 대회 소개

국내 주요 자전거대회는 프로팀과 상급자 라이더들이 참가하는 국제 및 엘리트대회(투르 드 코리아 등)와 함께, 일반 자전거 동호인들이 참가하는 그란폰도와 MTB 대회 등이 있습니다. 이 중에서 그란폰도는 '자전거 마라톤'이라고 불리기도 하는데, 마라톤 대회처럼 전국 각 지역에서 개최되며 100~200km 정도의 코스를 달립니다.

그란폰도(Granfondo)는 이탈리아어로 '긴 거리의 주행'을 뜻하는데, 1970년 이탈리아에서 시작된 '노베 콜리(Nove Colli)' 대회가 시초입니다. 전문 선수들만의 전유물이었던 사이클링을 일반인들도 즐길 수 있도록 축제 형태로 변형하면서 전 세계로 확산되었습니다.

기록을 측정하지만 순위 경쟁보다는 '자신과의 싸움'과 '제한 시간 내 완주'에 의미를 둡니다. 완주 메달과 인증서는 라이더들에게 큰 자부심을 줍니다. 전국에서 개최되는 주요 그란폰도 대회는 다음과 같습니다.

대회명	시기	장소	주요 특징
홍천 클래식 그란폰도	4월	강원 홍천	홍천의 아름다운 계곡과 고개를 넘는 대회
설악 그란폰도	5월	강원 인제/양양	국내 최고 난이도, 구룡령·조침령 등 험준한 고개를 넘는 대회
화천 DMZ 랠리	5월	강원 화천	민통선 내 평화의댐 인근 비경을 달리는 특색 있는 대회
가평 자라섬 그란폰도	5월	경기 가평	화악산을 비롯하여 가평 일대의 험난한 5고개를 넘는 고난도 대회
삼척 그란폰도	6월	강원 삼척	태백산맥의 산악 지형과 동해안 절경을 동시에 즐길 수 있는 대회
정읍 내장산 그란폰도	6월	전북 정읍	내장산의 수려한 자연경관을 감상하며 달리는 대회
양평 그란폰도	9월	경기 양평	수도권에서 접근성이 좋으며 평탄함과 업힐의 적절한 조화를 이루는 대회
문경새재 그란폰도	9월	경북 문경	백두대간의 수려한 풍광과 이화령 등 험난한 고개를 넘는 대회
충주 그란폰도	9월	충북 충주	월악산과 충주호, 달천강의 아름다운 풍경과 난이도 높은 업힐 구간이 포함된 대회
무주 그란폰도	10월	전북 무주	무주의 아름다운 산천을 달리며 3개의 주요 업힐 코스가 포함된 대회
상주 그란폰도	10월	경북 상주	상주의 유명한 감나무밭과 수려한 자연풍광을 즐기면서 달리는 대회
부여 굿뜨래 그란폰도	10월	충남 부여	부여의 백제 유적지와 백마강변을 배경으로 열리는 평지 위주의 편안한 대회